肥後克広 著
（ダチョウ倶楽部）
銅冶英雄 監修
（お茶の水整形外科）

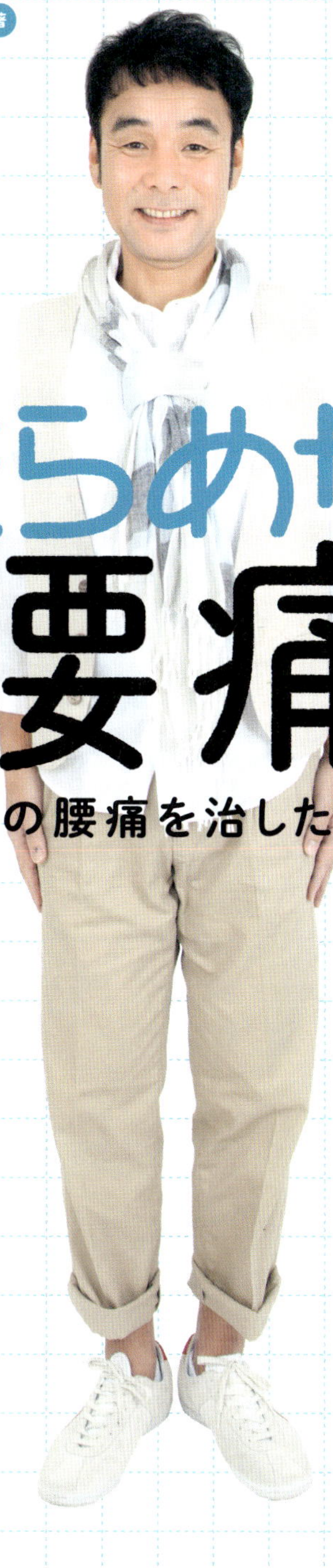

あきらめない腰痛

僕の20年来の腰痛を治した驚きの方法

太田出版

はじめに

ダチョウ倶楽部のリーダーこと肥《ひ》後《ご》克《かつ》広《ひろ》です。僕が一〇代の終わりに沖縄から上京して、寺門《てらかど》くんや竜《りゅう》ちゃんと出会ってダチョウ倶楽部を結成してから、あっという間に三〇年近くが経ちました。おかげさまで今日もテレビや舞台で、文字どおり身体を張ったリアクション芸をみなさんに楽しんでいただいています。そんな僕ですが、実は二〇代前半の頃から重度の腰痛に悩まされてきました。

この本は、僕の二〇年来の腰痛が治るまでのドキュメンタリーです。本の中にはさまざまな体操が出てきますが、これらに共通しているのは「自分で腰痛を克服するための体操である」ということ。今このページを読んでくださっているあなた、本屋さんに並ぶ数ある本の中から、あえて僕の本を手にしてくださったぐらいだから、あなたもきっと腰痛に悩んでいるはずですよね？　そしてこの本にたどり着くまでには、きっと数々の治療法を試されてきたはず。腰痛について何らかの知識はお持ちなんじゃないでしょうか。腰痛持ちの常識から考えると、これから僕が紹介する「自分にあった体操で腰痛を治す」お茶の水整形外科の治療法は、ちょっとビッ

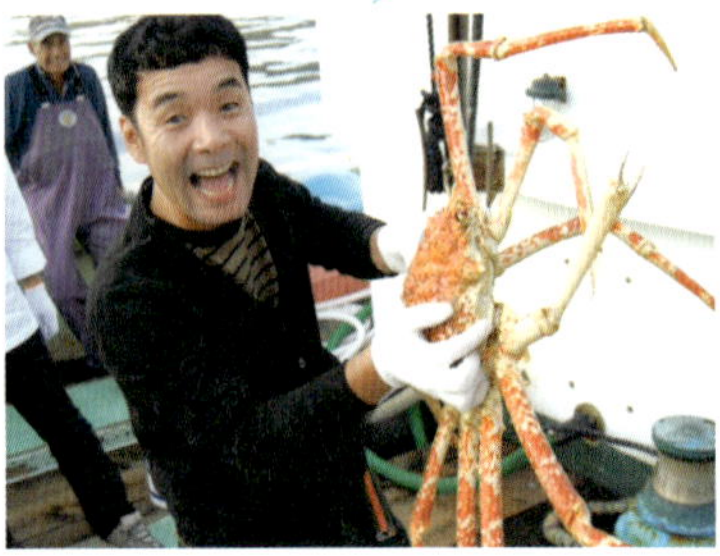

クリするかもしれません。**薬も飲まない、注射もしない、ただ腰を反《そ》らしたり前に曲げたりするだけ。場所も一畳分のスペースがあればOK。オフィスで立ったままできる体操もあります。時間も五分とかかりません。**正直、僕もお茶の水整形外科院長の銅冶英雄《どうやひでお》先生から治療の説明を受けたときは、「えぇっ！　そんなことで腰痛が治るなんて……！」って思いました。

　何しろこちらは、二一歳でヘルニアになって以来のガンコな痛み。ちょっとやそっとの治療じゃ治るわけないと思ってましたから。銅冶先生、そしてリハビリ指導をしてくださった理学療法士の木下敦史《きのしたあつし》さん、スミマセン（笑）！　だけど約一〇ヵ月にわたる治療と再発予防のプログラムが終了した今、僕の腰は驚くほど軽いです。長年の必須アイテムだった「腰ベルト」ともお別れしました。長時間座りっぱなしのスタジオ収録や外でのロケ、地方ロケへの乗り物移動も楽勝です。腰の痛みをかばいながらやっていたリアクション芸だって、今ではどの角度からでもかかってこい！

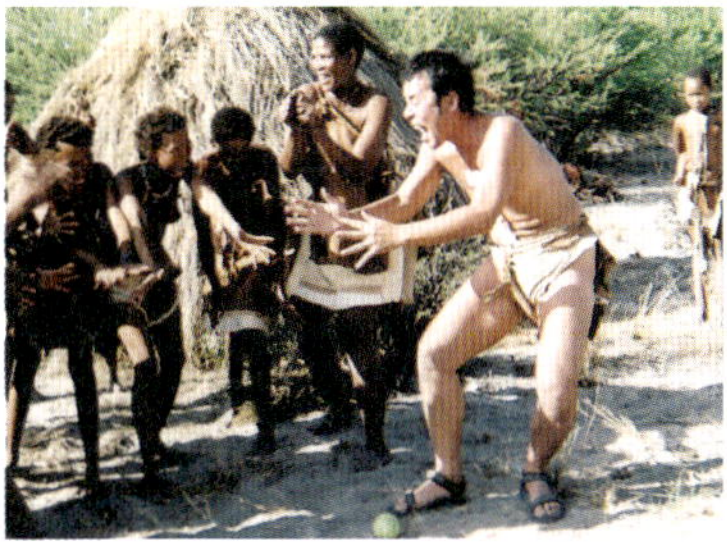

　ところで人前に出て芸を披露《ひろう》するという意味では少し特殊な仕事をしている僕ですが、銅冶先生によると、いたって平均的な四〇代男性の腰痛だったのだとか。そこ

で**「ごくフツーの腰痛持ち」である僕のドキュメンタリーを参考に、ぜひあなたも長年の腰痛からサヨナラするきっかけをつかんでいただけたらと**思います。腰の痛みが消えると、ほんとうに人生変わりますよ！　では山アリ谷アリの腰痛克服ドキュメンタリーに入るその前に、まずは僕のこれまでの腰痛人生からお話ししましょうか。少し長くなりますがおつきあいください。

僕が腰痛になったのは、二〇代の前半です。ある日突然、腰に激痛が走って動けなくなってしまいました。これがもう、とにかく立っていても寝ていても座っていても痛い！　まさに担《かつ》ぎ込まれるという表現がぴったりの状態で病院へ行ったら、**急性の腰椎椎間板《ようついついかんばん》ヘルニア**という診断が下されました。当時の僕は芸人デビュー前夜の修行時代。芸の稽古《けいこ》と並行して、荷物の上げ下ろしなどの肉体系のアルバイトも掛け持ちしてました。忙しい毎日の中で、重いものを持ったり、無理な中腰姿勢なんかを続けたりしているうちに、腰に負担がかかっていたんでしょうね。

僕の腰の状態を診《み》るなり、担当の先生は言いました。「手術しましょう」と。いやあ、ビックリしましたね！　病院側からはとりあえず一週間後に手術をするのでもう一度来てくれという話になり、ひとまず自宅に戻ったのですが、その後、ヘルニアの手術経験のある友人に話を聞いてみると「う〜ん。俺は手術したけれど、完全に痛みが消えたわけじゃないね」とのこと。手術前に一〇あった痛みが三ぐらいには減ったものの、結局のところは痛みがまったく消えたわけではなかったらしいんですよね。その言葉を聞いて、僕は考えてしまいました。完治しないというリスクがあるなら、手術はできればやりたくない。自分の力で回復するのを待つか……と。

結局、僕は手術を見送りました。その後は、ダチョウ倶楽部の稽古も半年ぐらい満足にできませんでした。たまにメンバーの顔を見に行くときも、おじいちゃんみたいに前かがみにならないと前に進めなかったのを覚えてます。道端でガードレールをつかんでヨタヨタしてたら、

「リーダー、またまたあ〜」

「おじいちゃんみたいな歩き方しちゃって〜!」

寺門くんと竜ちゃんがかける声の、まあ冷たいこと!

「いや、俺はさ、腰が痛くて歩けないんだよ（わかってくれよ）!」って訴え

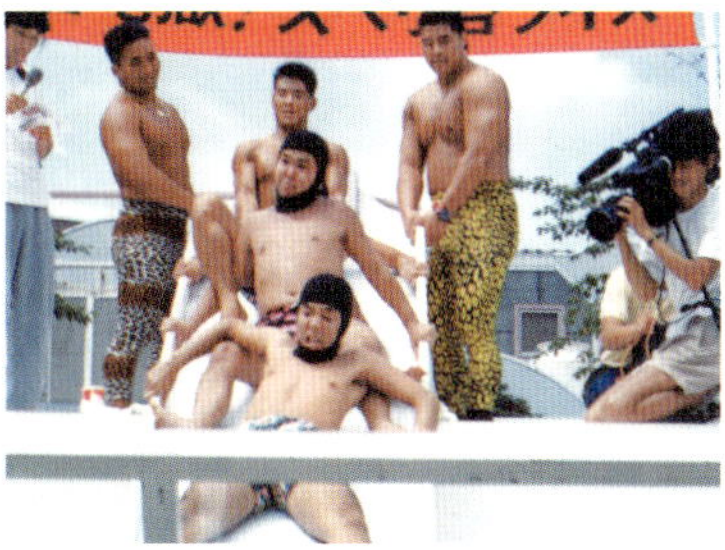

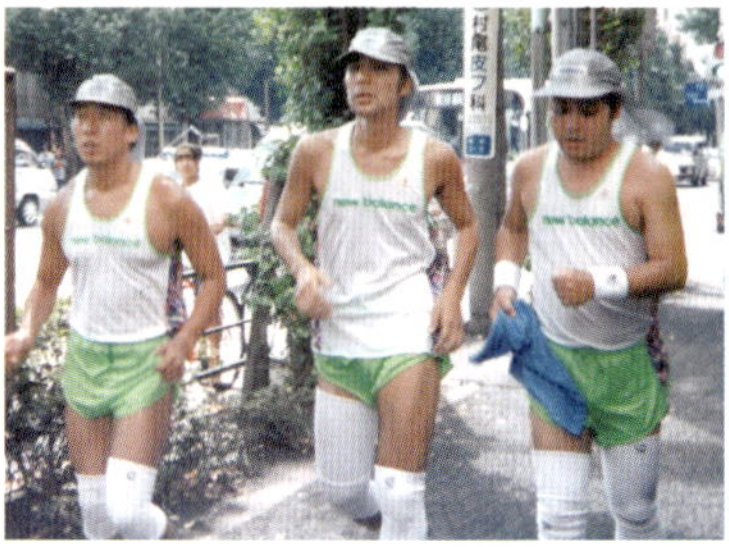

ても、むちゃくちゃ軽く流されてましたから。
今思えば、メンバーのほかの二人もまだ二〇代前半だったし、若くて腰痛に理解がないっていうのもあったのかもしれませんけどね。
腰痛って見た目にはわからないから、他人に苦しさがわかってもらえないんですよね。と言いつつ、痛がる僕をコケにしてた寺門くんも、その後腰痛持ちになるんですが（笑）。

そんなわけで急性期の痛みは半年ぐらいでやわらいだものの、その後は、腰に慢性的な腰痛が残りました。疲れが溜《た》まると痛みがひどくなり、少し良くなるとまた強い痛みがやってきての繰り返しで、気がつけば二〇年以上が過ぎていました。
痛みがそれほど強くないときは、身体を張った芸も、趣味のスポーツも、日常生活もさほど支障はないんですが、一度激しい痛みに襲われてしまうともう大変！　旅先のハワイで激痛に襲われて、アメリカンサイズの巨大ベルトを無理やりコルセット代わりにして乗り切ったことも……（涙）。これには、僕らのマネージャーのシゲナリも、いまだに「リーダー、あのときはほんとうに大変でしたね」って同情してくれてます。

でも最初にヘルニアになったときに、「こればっかりは、なる人はなるんですよね」と担当の先生に言われて以来、激しい痛みがぶり返しても「もう、しょうがないな」ってあきらめてました。これ以上痛みがひどくならないように、整体やカイロプラクティックに通って、腰のコリをほぐしてもらいながら、どうにかつきあっていくしかないかなって。

我慢しながら日常生活を続けていれば、腰痛が悪化することもないし……と、自分でもそれ以上考えないようになりました。**マッケンジー法に基づいた体操を行なったり、靴やインソールで体の土台を整えたりすることによって「腰痛を根本的に解消する」医療を提唱する、銅冶英雄先生の『お茶の水整形外科機能リハビリテーションクリニック』**のもとを訪れることをマネージャーのシゲナリに薦められたのは、二〇一一年の夏のことです。さあ、いよいよ、僕の腰痛克服ドキュメンタリーのスタートです！

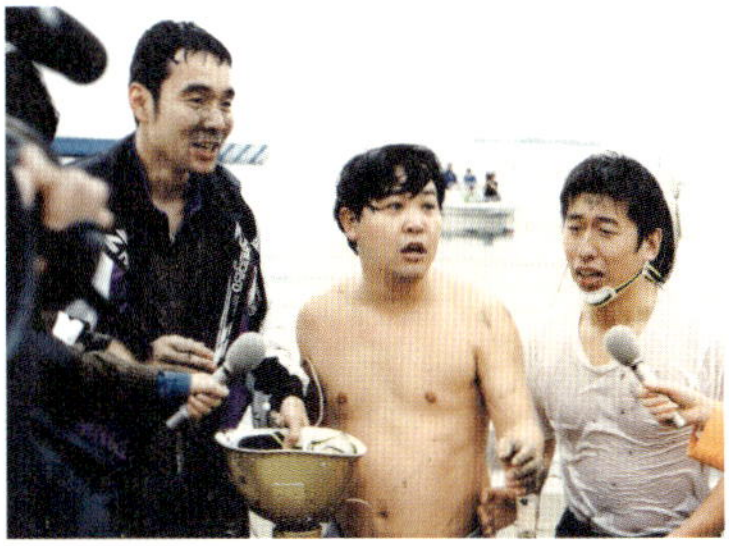

CONTENTS

CHAPTER 1

腰痛は体操で治る?

TODAY IS

二〇一一年九月一五日

JR御茶ノ水の駅から歩いてほど近くのビルにある、お茶の水整形外科。そこで僕を待ち受けていたのが、院長の銅治英雄先生だった。先生は僕より一〇歳ぐらい下、三〇代後半ぐらいに見える。色白で優しげな顔立ち、そしててきぱきとした語り口調は、いかにも頼れる医師といった感じだ。ちなみにこの整形外科の入っているビルは、四階で整形外科の診察を、五階でリハビリを受けられるようになっている。整形外科で腰痛を治せる場所があるということ自体、僕にとっては意外だった。腰痛といえば整体とかカイロプラクティック、整骨院や鍼《しん》灸《きゅう》院《いん》などで治療を行なうイメージがあったからだ。

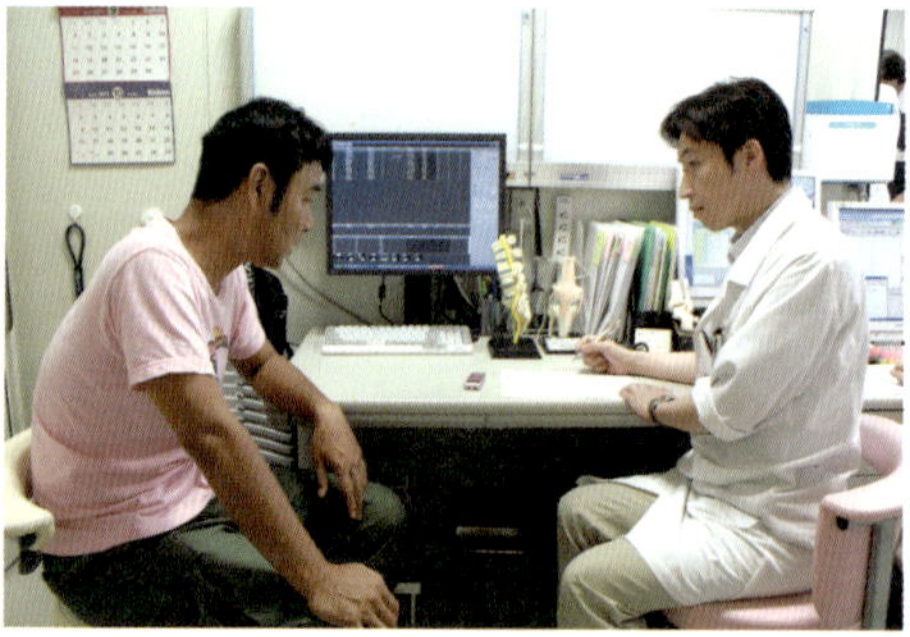

さて、銅治先生の診察から僕の腰痛治療はスタートした。

まずはひと通り僕の腰痛の遍歴《へんれき》を話す。

僕の話を聞きながら、「痛みは腰だけですか？ 足に痛みやしびれが出ることはありませんか？」と先生。

腰痛といえば書いて字の如く、腰を中心とした痛みを指すわけなのだが、そう言われてみれば思い当たるフシがある。

「実は左足が……。長い間同じ姿勢でいたり、ロケなどで地方を車で移動したりして疲れが溜まったときなんかは、しびれるというか感覚がなくなるんです。しびれてる状態のときに左足を触ってみると、素肌なのにまるでウエットスーツの上から皮膚を触っているような、鈍《にぶ》い感触しかしないんですよね。そういえば腰も、右側よりも左側のほうが痛いかもしれません」

「首や背中はどうですか？ 痛くありませんか？」

実はここ数年、痛みは腰や足だけではなく、首にもくるようになっていた。去年の年末に寝違えて以来、こちらもどうも具合が悪い。首や肩が動かしづらくて、痛みがあるのが当たり前になりつつある。

「は、はいっ、かなり首と肩がこってます。四十肩なのかな〜なんて思ってましたけど」

「首や肩のコリ以外に、腕や手にしびれが出ることはありませんか？」

幸いにも、手にしびれを感じたことは、今のところない。

「それでは腰の診察をしましょう」そう促《うなが》されて、僕はベッドに横になった。

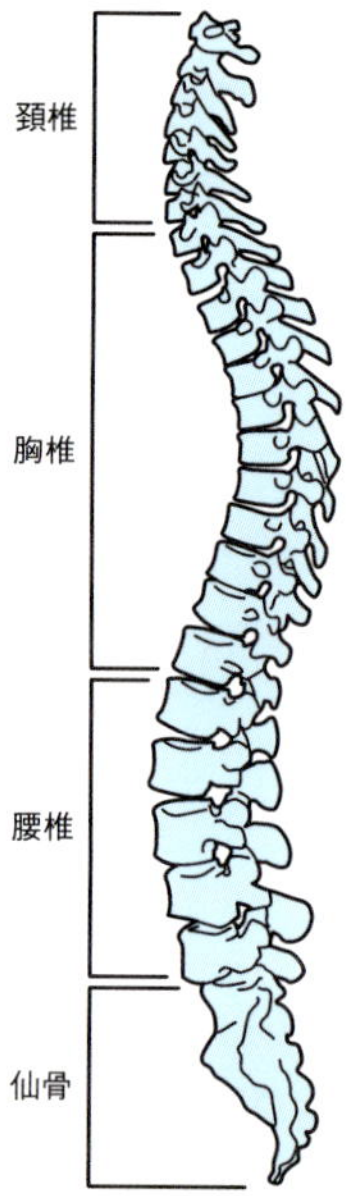

人間の背骨は、椎骨（ついこつ）と呼ばれる小さな骨が縦に積み重なるようにして並んでいる。頭を支える首の部分の頸椎（けいつい）という椎骨は7個、肋骨がついている胸の部分の胸椎（きょうつい）は12個、そして腰の部分の腰椎（ようつい）は5個の椎骨からなっており、腰椎の下は仙骨（せんこつ）につながっている。

先生が僕の足をあげたり、膝《ひざ》やアキレス腱《けん》を軽く叩いたりしたあと、「足の親指を力いっぱい反らせるように」と言われる。さらにその状態のまま、上から抑えている先生の指を足の親指の力で払いのける動きをしていく。これは、**日常生活では気づかないくらいの、足の筋力を測定するテスト**なの

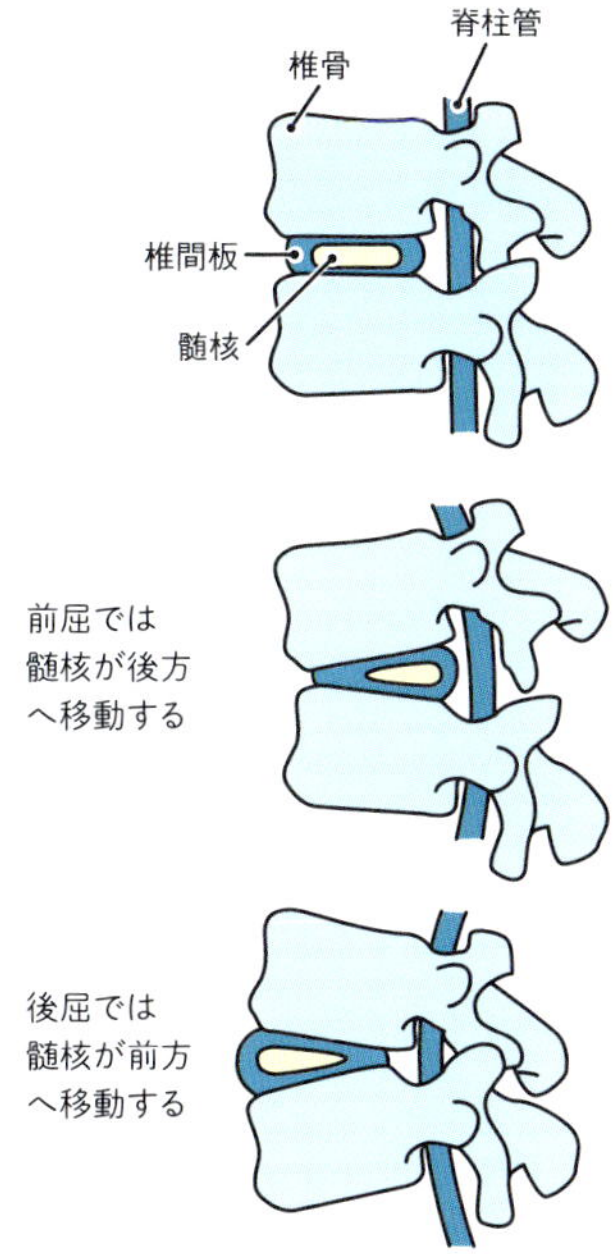

椎骨はうしろに脊柱管(せきちゅうかん)と呼ばれる穴が空いており、脊柱管の中には脊髄(せきずい)と呼ばれる神経の束がとおっている。そして椎骨と椎骨をつないでいるのが椎間板という軟骨で、椎間板は椎骨と椎骨の間のクッションとして、背骨全体の動きを出す関節のような役目を果たしている。椎間板の中には、髄核(ずいかく)というゼリー状の物質があり、それが背骨の動きに伴って椎間板の中で移動する。
腰椎は胸椎と頚椎につながっているので、腰が痛い人は背骨全体の姿勢にも影響して、首や背中のコリや痛みも伴っていることが多い。

だとか。右足の親指はすんなり手のひらを押し返すことができたものの、左足の親指になるとこれがほとんど動かない。自分では気づかなかったが、先生の指で押される力に左足の親指が負けてしまうのだ。

「左足の親指に軽い麻痺《まひ》がありますので、肥後さんの腰痛は腰椎椎間板《ようついついかんばん》ヘルニアの可能性があります。まずは、腰のレントゲンを撮りましょう」

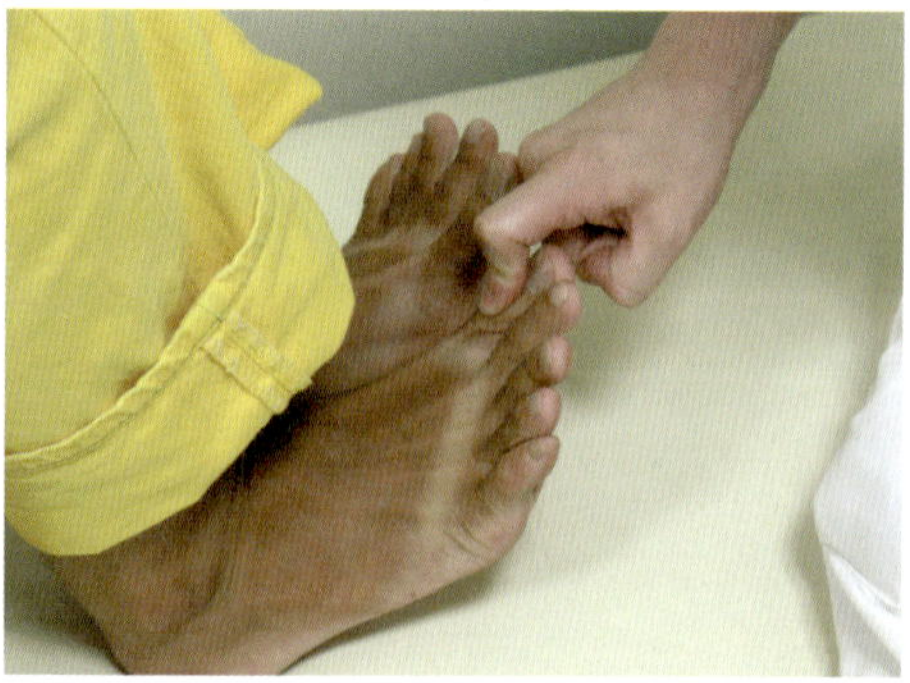

腰を曲げたり反らしたりしてレントゲンを撮影したあと、もう一度診察室に入った。

先生のデスク上にあるパソコンのモニターに照らされる、僕のレントゲン写真。

「これが腰を正面から撮ったところです。正面から見ると腰はまっすぐで、曲がってはいませんね」

まずは一安心だ。

「今度は腰を横から見たところですが、骨と骨のすき間を見ていくと、このすき間がほかより狭くなっていますね。第四腰椎と第五腰椎の間にある、椎間板という軟骨が傷《いた》んで、少しつぶれているようです。椎間板がうしろにとびだして、神経を圧迫しているかもしれません。ＭＲＩ（磁気共鳴画質装置：部分の断面画像を撮影できる）も撮っておいたほうが良さそうですね」

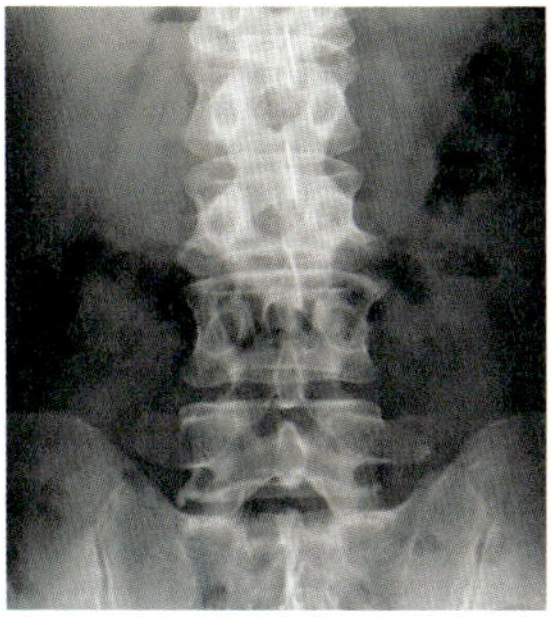

右　左

これが僕の腰の骨を正面から撮ったレントゲン。腰の骨はまっすぐで横に曲がってはおらず、問題はない。

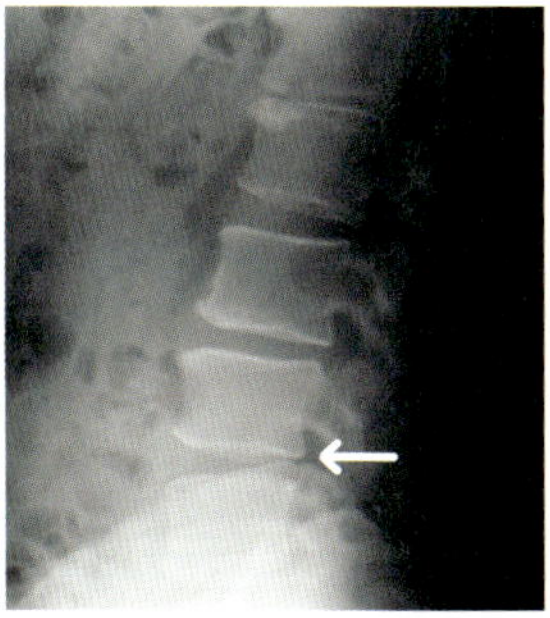

前　後

しかし、腰の骨を横から撮ったレントゲンでは、第4腰椎と第5腰椎のすき間が狭くなっているのがわかる。長年の腰痛で椎間板が傷んでつぶれてしまったのだ。

うす暗い部屋の中で二〇分くらい仰向けになって、今度はMRIの撮影をしたあと、再び先生の説明を受けた。パソコンのモニターには腰の断面図。といっても、もちろんド素人の目には、それは奇妙な断面図にしか見えず、何がなんだかわかるわけがない。

画像を見るなり先生は、「やはり椎間板ヘルニアが見られますね」とズバリ指摘する。

もちろん、この本の最初で説明したとおり、僕は二〇年来のヘルニア持ちである。

銅冶先生はMRIの画像を指さした。

「なるほど、やっぱりここですね。**第四腰椎と第五腰椎の間で、クッションの役目を果たす椎間板という軟骨が、小さいですが左のうしろにとびだして神経を圧迫しています。これが腰痛と足のしびれの原因でしょう。**圧迫されている場所を考えると、腰の左側に強い痛みが出たり、左足にしびれや麻痺が出てきたりするのだと思いますね」

そうだったのか……。

「今まで二〇年以上、痛みをだましながら生活していても特に問題はなかったんですが……。先生、腰のヘルニアって放っておくとどうなるんですか？」

「椎間板ヘルニアというのは、姿勢や動作の影響で椎間板の形がゆがんで、椎間板の中にある髄《ずい》核《かく》というゼリー状の物質がとびだすのですが、このとびだした髄核が近くをとおる神経を圧迫すると、痛みやしびれが出るだけでは

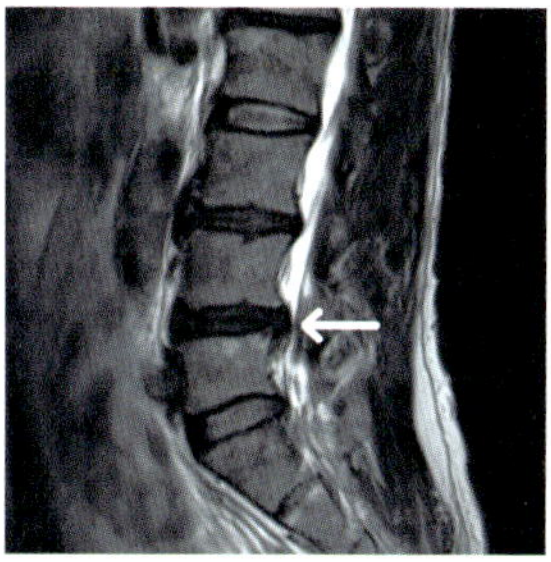

これが僕を20年以上苦しめている、椎間板ヘルニアを、体を縦切りにして横から見ているMRI画像。第4腰椎と第5腰椎の間の椎間板がうしろにとびだして、神経を圧迫している。

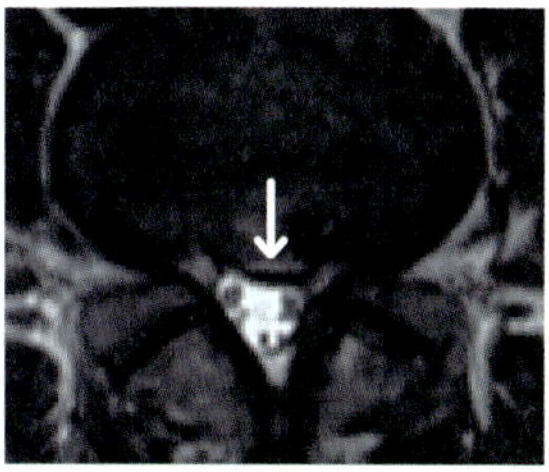

第4腰椎と第5腰椎の間の椎間板を輪切りにして下から見ている画像では、背骨の左側（写真では向かって右）の椎間板がとびだして、神経を圧迫している。写真では、ほんのわずかのとびだしのように見えるが、神経を圧迫される痛みはかなりのもの！

なく、足の力が入りにくくなる神経麻痺を起こすこともあります。**神経の圧迫がさらに進むと、足がまったくあがらなくなって、ものにつまずきやすくなる方もいます。**こうなった場合は、神経の圧迫を取り除く手術が必要です」

ドキッとした。実は最近、疲れているときなど、たまに何もないところでつまづくことがあるのだ。

「もしかしたら、ヘルニアの症状と関係があるかもしれません」と銅治先生。

「腰から出ている神経は膀胱《ぼうこう》にもつながっていますので、麻痺が進むとおしっこが出せなくなることもあります。膀胱におしっこが貯まって下腹がパンパンに張っても、おしっこを出せなくなってしまうんですね。こういう場合は放っておくと、一生自分でおしっこを出せなくなってしまいます。おしっこが出なくなってから四八時間以内に、神経の圧迫を取り除く手術を行なわないといけません。もちろん、今の肥後さんは、そこまでひどくなる可能性はほとんどないので、まず心配することはないのですけれども」

おしっこにも影響があるなんて。たかが腰痛、と思っていたけれど、まさかそんな危険もはらんでいたとは……。

腰に続いて首と肩もレントゲンで診てもらった。

「首・肩には、診察上もレントゲン上も、腰のような異常はありませんが、**首の椎間板が傷んでいる頸椎椎間板症《けいついついかんばんしょう》ですね。頸椎の椎間板が痛むと、そこを守ろうとして、首や肩の周りの筋肉が緊張します。**それでコリが出ているのでしょう。手のほうへの痛みやしびれはないので、頸椎椎間板ヘルニアにはなってないと思います」。

次々と明らかになった僕の背骨の実態。どうやら医学的にもいろいろと病名がつくらしい。首に関しても、自分でも思い当たることがないわけじゃない。以前、腰の治療のために鍼《はり》に行った際、鍼灸師の方に「肥後さんは、首の骨が三方向に曲がっている」と驚かれたことがあるのだ。その方からは「何か大きな交通事故でもされたんですか?」と、大いに心配されたのだが……。

コンビ結成から三〇年近く。ほとんどリアクション芸で生活してきて大ケガのないのが僕たちダチョウ倶楽部の自慢だが、これまでの数々の番組収録の中で、カースタントの真似事やら高い場所からのジャンプやら、交通事故レベルの衝撃を、この体ひとつで受け止め続けてきたのは、もちろん言うまでもありません！

しかし、「う〜ん。でもリアクション芸は、腰のヘルニアや首の痛みとは直接関係ないかな？」と銅冶先生。

「肥後さんが芸人さんだから、腰椎椎間板ヘルニアや頚椎椎間板症になったわけじゃないと思いますよ。**腰痛は日常的な体の使い方で誰にでも起こりうる症状なんです。中腰の作業が多かったり、猫背の姿勢になりがちの人は腰痛になりやすいと言われています。**腰の姿勢が悪ければ、当然、首や背中の姿勢も悪くなりがちなので、頚椎や胸椎にも負担がかかって、肩こりや背中の痛みも起こります」

銅冶先生はさらに続ける。

「でもさっきも言ったように、肥後さんのケースはたとえば手術をしなく

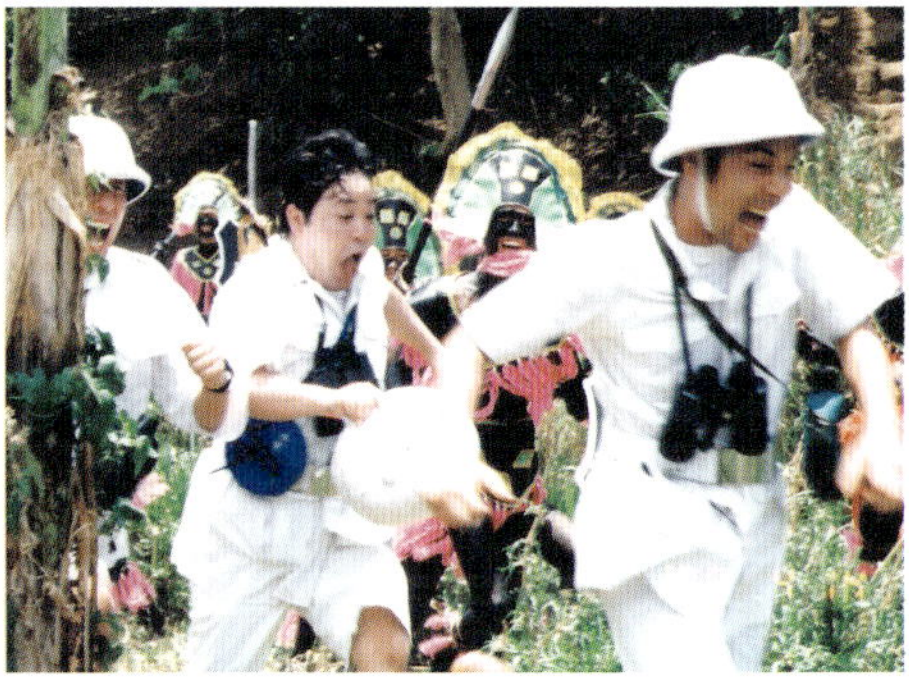

ちゃいけないとか、そこまでひどい状態ではないので安心してください。ごく普通レベルの腰痛と肩こりと言えるでしょう」

先生の説得力のある説明にすっかり納得してしまった僕。だが医学的な原

コラム① 腰痛って一体ナニ?

老若男女問わず、悩まされることの多い腰痛。だが実は、特定の病名がつく腰痛は全体の二〜三割ほどだといわれている。腰痛持ちの人の大半は、レントゲンやMRIを撮っても特に異常の認められない「非特異的腰痛」と呼ばれる。腰痛のメカニズムは、いまだ医学的にわからない部分も多いのだ。

そして強い痛みを感じていても、時間が経てば自然に痛みが引いてしまうのも腰痛の特徴のひとつである。痛み止めの飲み薬や注射などで痛みを抑えることもあるが、これらは痛みを一時的に緩和させるための治療で、腰痛を完治させるわけではない。予防としては、腰に負担をかける姿勢を取らないことがいちばん大事だ。

因がはっきりわかった今、これから一体どうするんだ？　二〇年以上つきあったしつこい腰痛から、そんなに簡単に卒業できるんだろうか。

「まずはリハビリでの運動療法で、椎間板のゆがみを正していきましょう」

「椎間板のゆがみを正す？　それ、どういうことですか？」

「人間の腰椎は横から見ると、お腹の前方向に腰椎前弯《ようついぜんわん》と呼ばれるゆるやかなカーブを描いています。背骨は決してまっすぐじゃないんですね。だけど前かがみになる動作や猫背の姿勢により、この腰椎前弯カーブが崩れてしまい、背骨と背骨の間にある椎間板という軟骨が、ゆがんでとびだしてしまいます。肥後さんの場合はこのとびだした椎間板が神経を圧迫しているわけですから、これを正しい位置に戻すような体操をやってもらいます。肥後さんの腰に適した体操は、動きによる痛みの反応を見ながらオーダーメイドで決めていきますが、**基本は〝腰をうしろに反らしたり、前に曲げたりする〟**ことです」

「それだけですか？」

「はい。それが基本になります」

ずいぶんとゆるい体操だ。ほんとうに腰を動かすだけで腰痛が治るんだろうか?　僕はあまり疑い深くはないが、あまりにシンプルすぎるこのメソッドにはさすがに疑問を感じた。だってねえ……。今、このページまで読み進んできたあなたも、そう思いませんでしたか?

「もちろんコツはいりますよ。そして体操と同時に正しい姿勢のアドバイスもしていきます。毎日、仕事場や自宅で体操を続けてください。腰の体操や普段の姿勢の注意を習慣づけることで、二〇年来や三〇年来の腰痛でも完全に良くなる方もたくさんいらっしゃいます。希望を持ってリハビリをしていきましょう」

というわけで銅冶先生の診察が終わり、続いてリハビリがはじまった。リハビリ室は診察室のひとつ上のフロアにあり、大人一人が横たわれるベッドがおいてあるブースに区切られている。

「初めまして」。僕が通されたブースに現れたのが、理学療法士(医師の指示のもとに理学療法を行なう人)の木下敦史さんだ。中肉中背、てきぱきと動く姿が頼もしい好青年である。

銅冶先生に引き続き、木下さんも僕の腰と首について質問をしてくる。

「二〇年前にヘルニアと指摘される前に、ぎっくり腰や腰痛の経験はありましたか？」

「いや、まったくなかったですね」

「急性の痛みが治まったあと、カイロプラクティックなどに行かれたとのことですが、その後の経過はいかがでしたか？」

「見違えるほど痛みが消えた、というわけではなかったですが、少しはマシになりましたね。あとは自分流のリハビリみたいなものでしのいでました」

「というと？　どんなことをされていましたか？」

「高いところからぶら下がるのがいいと聞いたことがあったんで、公園で鉄棒にぶら下がったりしましたね。あとは〝腰ベルト〟っていうんですか？　いわゆる腰痛の人向けのサポーターみたいなものを使っています。最初の頃

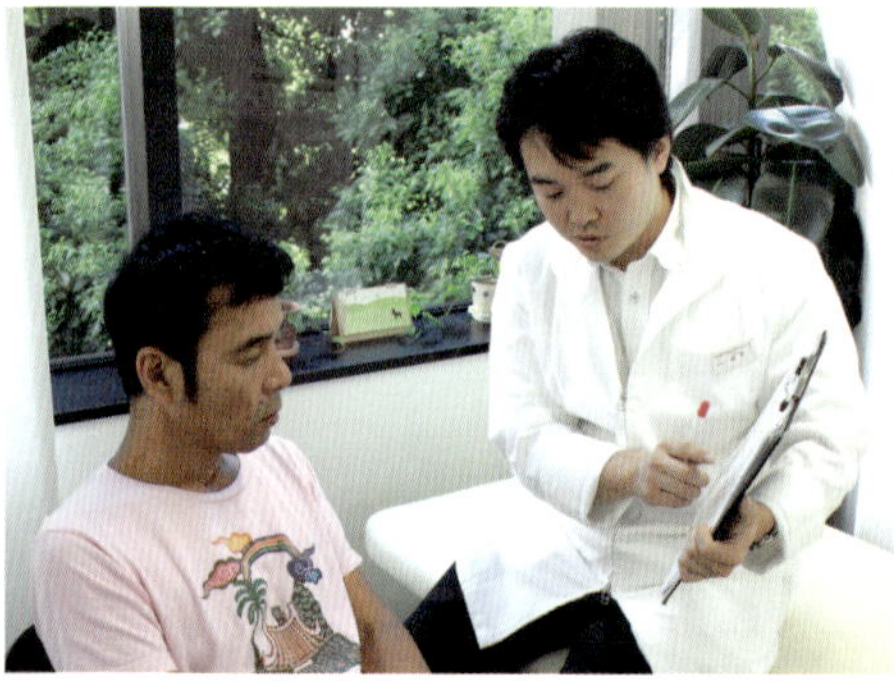

に、苦しくなるほど巻いて腰を固定したらだいぶ楽になったので、今でも腰痛が出てきたら巻くようにしています」

「ほかに日常的な行動で、これをやったら痛みが楽になったというものはありますか?」

「暖かい時期は比較的痛みが軽いような気がしますね」

「足のしびれはどのような感じですか?」

「しびれは腰から左側にある感じで、だいたい膝上ぐらいまでくるんですが、場合によっては膝下までくるときもありますね。いちばんきついときは左足の先までしびれがきていました」

「朝と夕方で差はありますか?」

「寝起きのほうが痛いかもしれません。寝ているとき、というか腰が痛いときに横になると楽ではあるんですけどね。それでも、とにかくずっと同じ姿勢でいると痛みがひどくて……」

「起きたあとに、顔を洗ったりするときは?」

「痛みますね〜! ヘルニア歴が長いので、そういうときは気をつけて動くようにしています」

「咳《せき》やくしゃみが腰に響くことはありますか？」

「ええ、あります！　痛くならないように、必ず腰の一部を押さえてやってるなあ……」

「わかりました」と木下さん。

「では体操指導の前に、まずは肥後さんの姿勢をチェックしていきましょうか。今うかがったお話の内容と合わせながら、背骨のバランスを確認していきます」


まずは椅子に座った状態で、僕の姿勢を前後からじっくりと確認する木下さん。彼には何が見えているんだろうか。

「腰の姿勢は、ほんとうは反っていないといけないのですが、全体的にうしろに丸くなっていますね。**二足歩行の人間は、本来は腰椎が反った〝腰椎の前弯〟を作ることで、姿勢を保っているんですよ**」

何だそれ？　休んでいるときに腰を丸めるのは、当然じゃないの？

「ヨウツイがゼンワンしている人って、実際にいるんですか？」

「雑誌に登場するモデルさんなんかは、綺麗《きれい》な腰椎前弯になっている人が多

姿勢

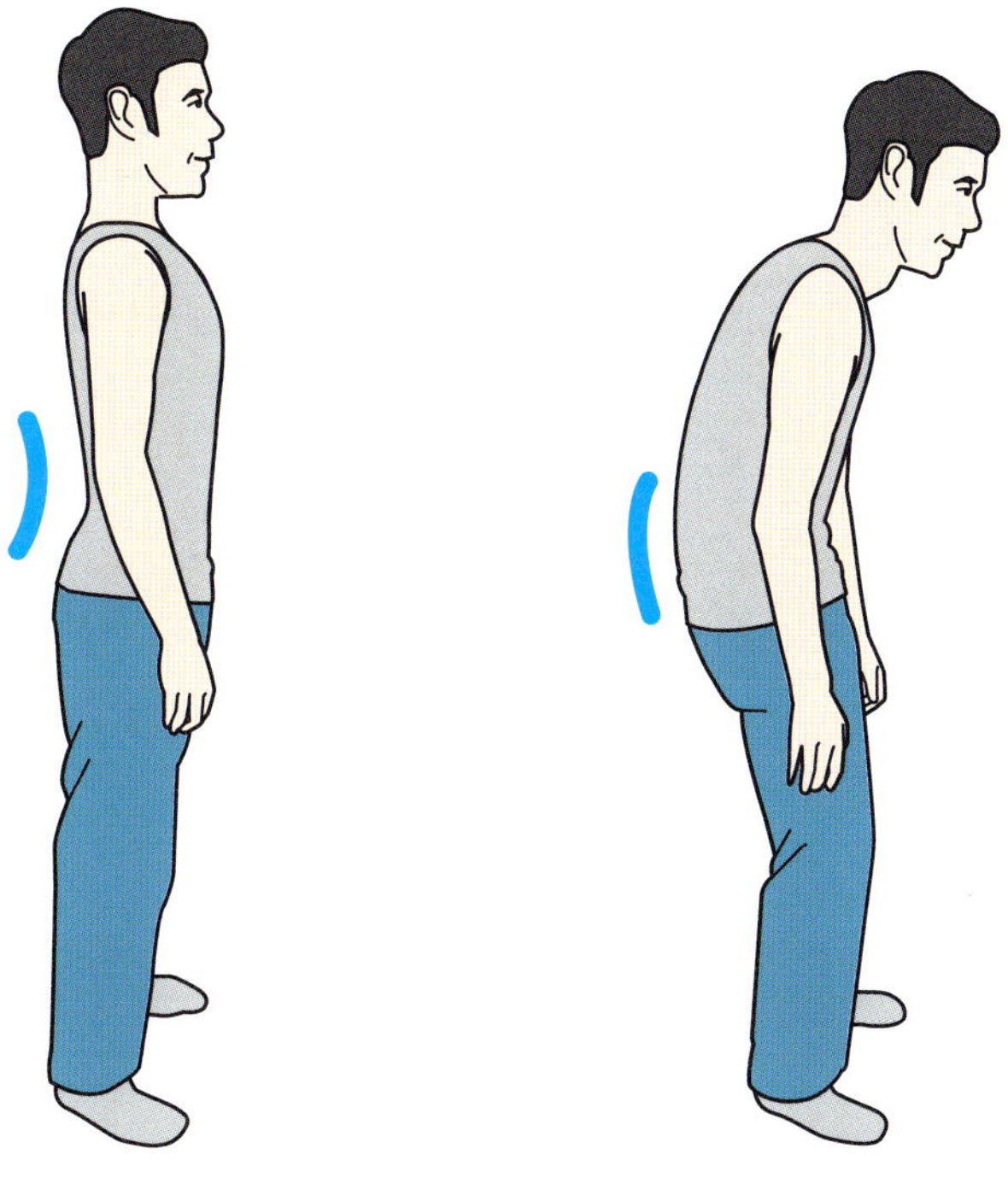

1 正しい姿勢
正常な腰椎は、横から見るとゆるやかに前に押し出され、腰椎が前弯の形を描いている。

2 猫背姿勢
腰を曲げた猫背姿勢では背骨全体が丸くなり、腰椎がうしろに押し出され、腰椎後弯になってしまう。これが腰痛を引き起こす大きな要因となる。

いですね。でも、モデルさんたちの中には普段から腰を反らしすぎた姿勢をしているために、逆に腰を曲げる動きが悪くなり、腰痛になる方もいます」

「僕とは逆になっているのか……」

続いて、木下さんが僕の背骨に触れて姿勢を調整する。

正しい腰椎前弯に戻そうとしているのだが、イテテ……。これがかなりきつい。

「う〜ん。硬いですね」と木下さん。

「ヨウツイゼンワンになってませんか？」

「なってないです。まだ丸いですよ」

「今、触っていただいているだけでもかなりきついです」

次に立った姿勢から、腰を前に曲げたり、うしろに反らしたり、お尻を右に突き出したり、左に突き出したりする動きをして、腰の動きを確認してもらった。

「前屈と後屈、そして左右の動きのすべての方向で、背骨が硬くなっていますね」

「え〜っ。すべての方向で硬いんですか？　こんな背骨が柔らかくなるのかな？」

さあ、いよいよ体操指導の開始である。

「まずは腰の丸まっているところを反らしてみて、何が変わるのかを確認してみましょう。でも、肥後さんの背骨は硬いので、反らしたら痛いかもしれません」

のっけから「痛いですよ」宣言が出てしまった！

「大丈夫です。確かに痛みはあるかもしれませんが、**痛みの場所を確認しながらやっていきます**からね」

「痛みの場所、とは……？」

「腰の真ん中の痛みであれば、そのまま体操を続けていただいて大丈夫です。ただし、さっき言われていたような足のしびれや痛みが増してくるようでしたら、この体操はあっていないのでやめたほうがいいという目安になります。では早速やってみましょうか」

木下さんに促され、僕は治療用ベッドにうつ伏せになった。両わきを開いて手をそれぞれ耳あたりの位置におき、足は肩幅程度に開く。僕は腕を伸ばしながら上体を少しずつうしろに反らしてみる。

あ、あれ……?

「正直、きつくもなんともないです」

予想していたほど「イテテテ!」とはならなかった。

「いいですね。痛みが増えたり、しびれが出たりしていませんか?」

「いやあ～、全然ないです」

正直なところ「これで大丈夫なのか?」と思うぐらいの楽チンさなのだ。

「体が硬かったので痛みが出るかもしれないと思っていたのですが、大丈夫そうですね。じゃあ少し強度をあげていきましょうか。足をもう少し開いてみてください」

「はい」

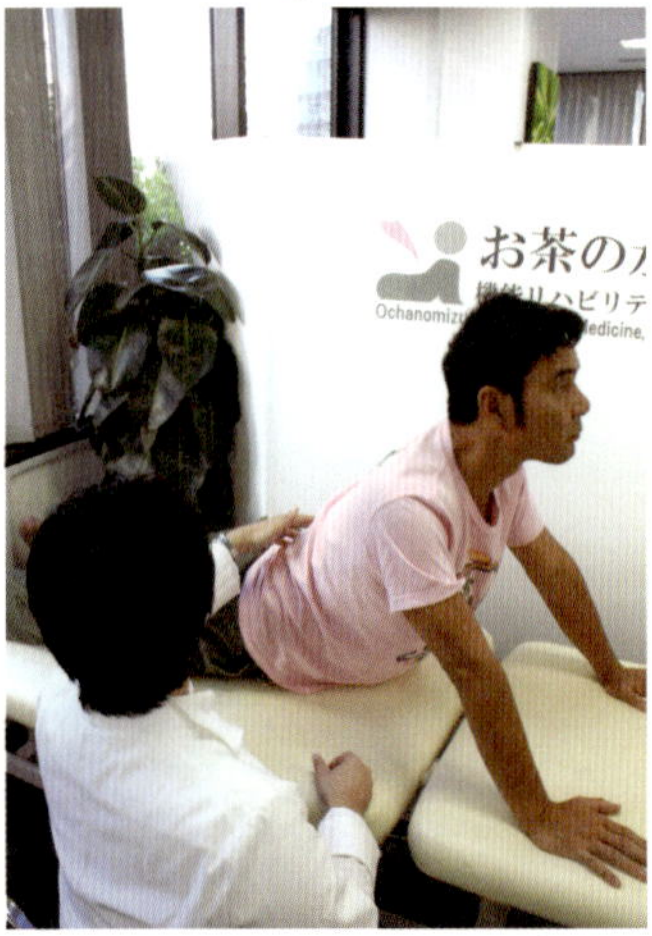

「足の幅が狭《せば》まると力が入ってしまうんです。**今やっているのは背筋を鍛えるエクササイズではなく、背骨に反る刺激を入れて椎間板のゆがみを治す体操ですから、なるべく腰から足の力は抜いてください**」

「楽チンな腕立て伏せみたいな体操だなあ」

そんなひとりごとが出てしまうほど、簡単な動作だ。腰にも痛みは走らない。もうおしまいでいいんですか!?

「ではさっきみたいに床に立って、前屈と後屈をしてみてください」

僕はベッドから降りて、体を前後に動かしてみる。

前の動きもうしろの動きも、さっきより深い角度まで曲げられるようになっている……。

そして心なしか、左足が地面をしっかり踏みしめられているのが感じられる。ちなみに腰には、痛みはまったく出ていない。

「これって、ストレッチと何が違うんですか?」

「ストレッチは筋肉を伸ばすことを目的とした体操なのですが、これ

寝て腰を反らす体操

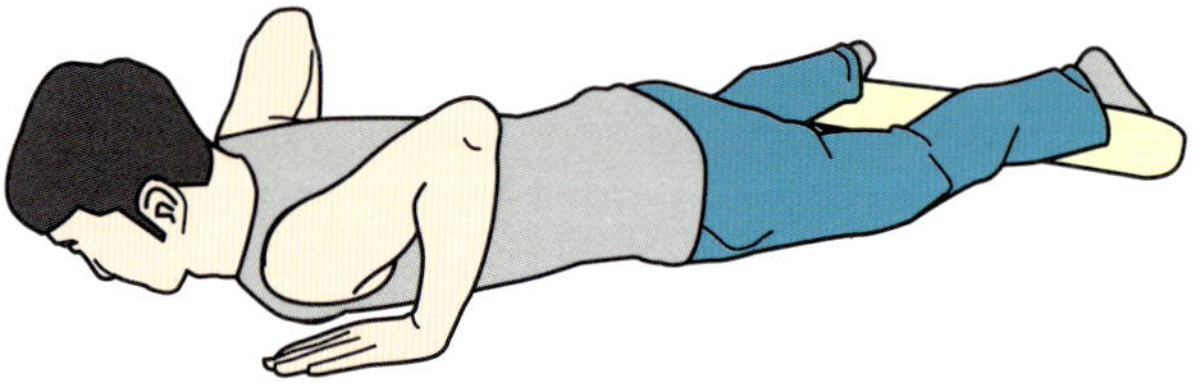

1 ベッドにうつ伏せになる。両足は肩幅より広めに開く。すねの部分に枕や細長いクッションを当てても良い。両手は両わきにおく。

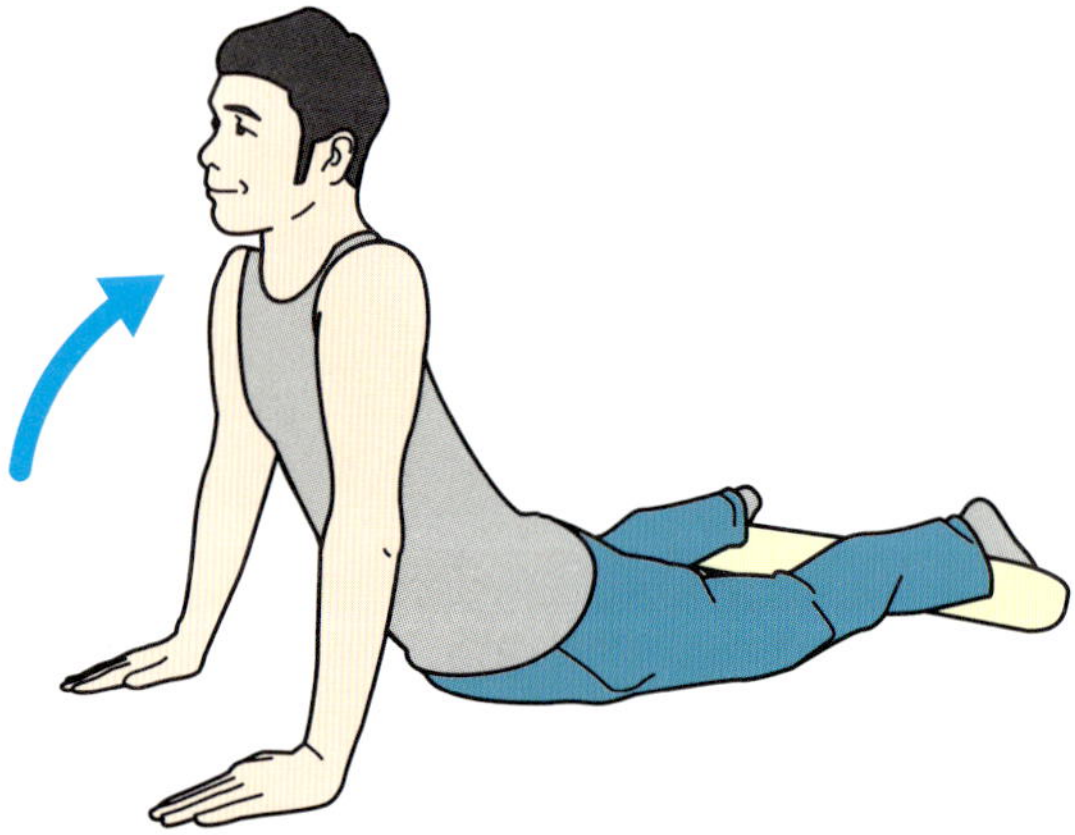

2 両肘を伸ばし、上体をゆっくりと反らす。反らしたらなるべく腰と足の力を抜き、伸びきったと感じたら、ゆっくりと戻していく。10回1セットで、3時間おきぐらいにやる。

は関節を動かす体操です。関節をいい方向に動かしてゆがみをとると、痛みが改善され、動きも良くなります。このように、その人に適した体操を見つけて、それを毎日続けて、自分で治す習慣をつけていく、というのが当院で行なっている腰痛治療なんですね」

「なるほど！」

木下さんに言われ、さらにもう一度、腰を反らす体操をやってみた。

「コレ、何回か続けて反らしていると、足の力も使いたくなりますね」

「おっと、それはＮＧです。お尻に余分な力が入ってしまいますからね」と木下さん。

「手も、ちょっと疲れてきました」

「そういうときは胸の下にクッションを当ててもいいですね」と木下さんは僕の胸の下にクッションを二つ重ねて入れてくれた。

これはいい！　高さが出るので、より楽に背中を反らすことができる。

「反らした状態で体をキープしたくなっちゃうんですが、ダメですか？」

「そうですね。先ほどもお話しましたが、ストレッチとは違うので、キープをする必要はないんです。う～ん。腰の動きにもう少し滑らかさが出るといいですね」

すると、僕のマネージャー、シゲナリが木下さんに声をかけた。

「今日は治療用のベッドに寝ていますが、楽屋だと畳の部屋も多いんです。そういうときに体操をする場合は、どうしたらいいですか?」

「床に直接寝転ぶ場合は、余分な力が入らないように、すねの下にクッションや座布団を入れるといいでしょう」

「今の体操を一〇回一セット、三時間おきを目安に続けてください。中腰姿勢のあとにやるのもいいですね。さらに正しい姿勢を意識して生活すると、腰痛もだいぶ改善してくるはずですよ」

「横になれないときに簡単にできる体操もやっておきましょう」ということで、立ったまま腰を反らす体操も教えてもらった。

これは仕事の待ち時間な

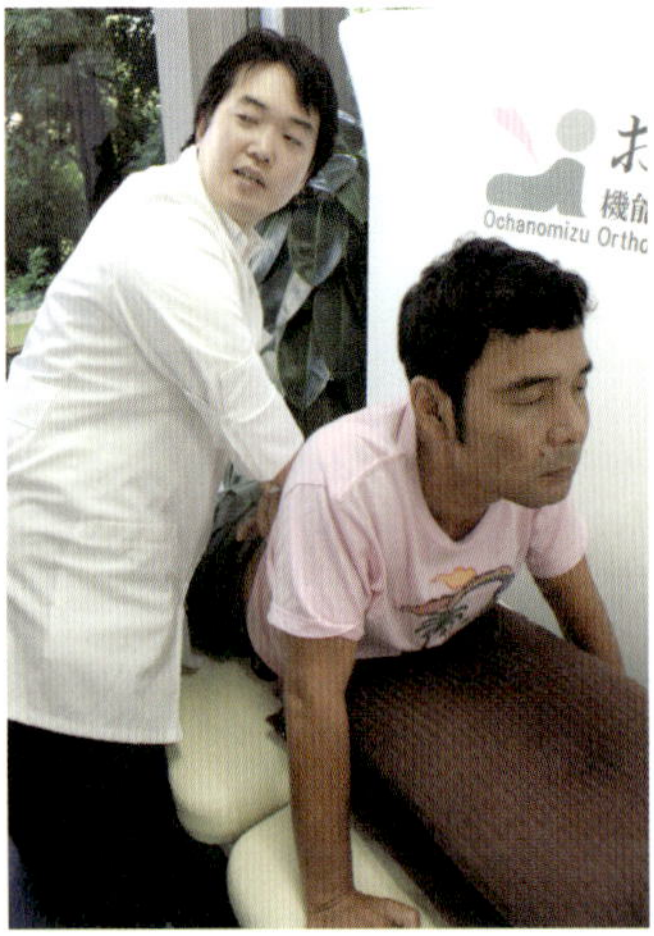

んかにさっくりとやるのにちょうど良いかもしれない。会社勤めの方も、デスクワークで疲れを感じたら、気分転換にその場で立ってやるのにぴったりなので、ぜひトライしてみて欲しい！

続いては肩と首だ。木下さんの指示に従って片腕ずつ上下や横にあげてみる。しかし、腕はなかなか思うようにあがってくれない。これでも一時期よりはずいぶんマシなのではあるが……。

そこで手渡されたのは、タオルだ。まずは椅子に腰掛けて、タオルを首にかける。**タオルの両方の先端を左手で持ち、そのままタオルを前に引きながら、右手はあごをぐっと後方に押していく。**

首をうしろに引いていくこの体操。こちらも腰の場合と同じく、特に痛み

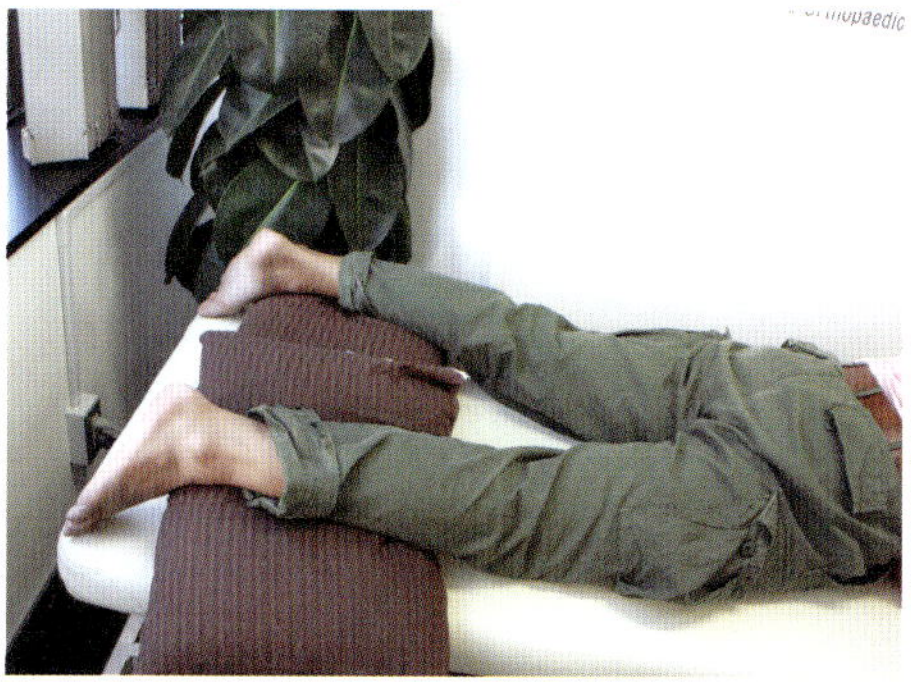

立って腰を反らす体操

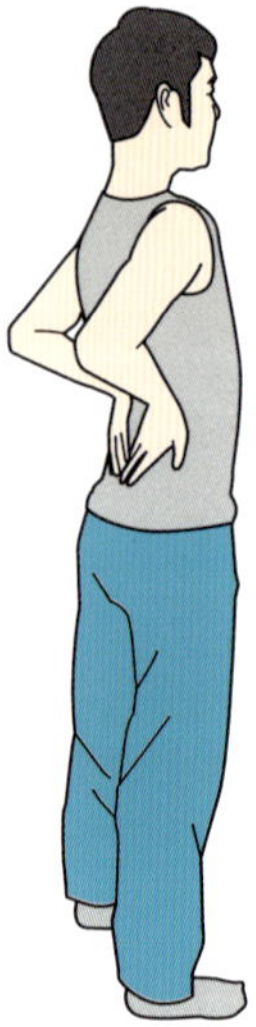

1
両足を肩幅に開いてまっすぐ立ち、腰に両手を当てる。

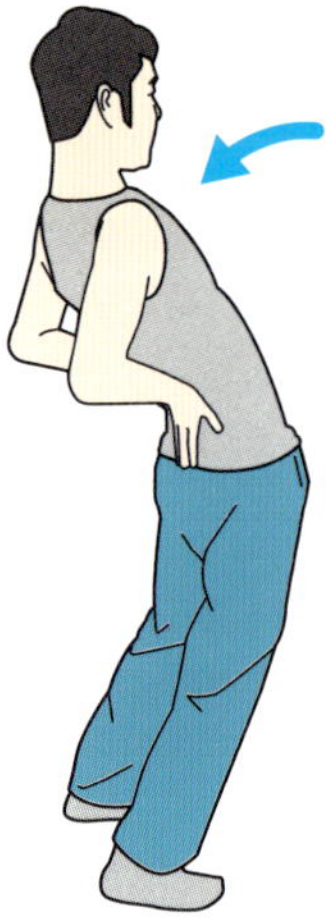

2
両手で腰を支えたら、そのまま上体をゆっくりとうしろに反らす。このとき、膝が曲がらないように気をつける。反りきったら、ゆっくりと体を前に戻していく。首は反らさないように、前を見た状態を保つ。10回1セットで3時間おきくらいにやる。

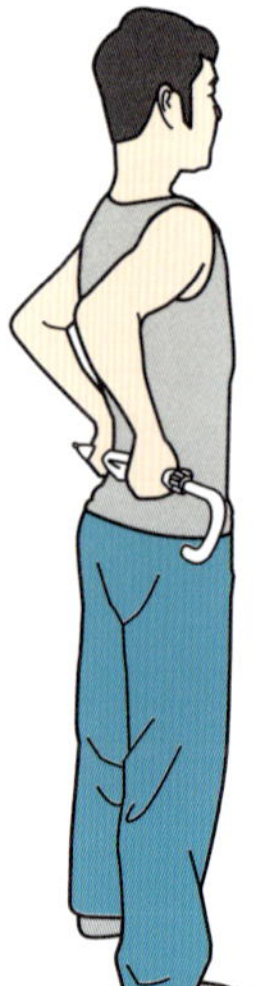

1
うまく両手で腰をしっかりと固定できない場合は、傘を腰に当てて行なっても良い。

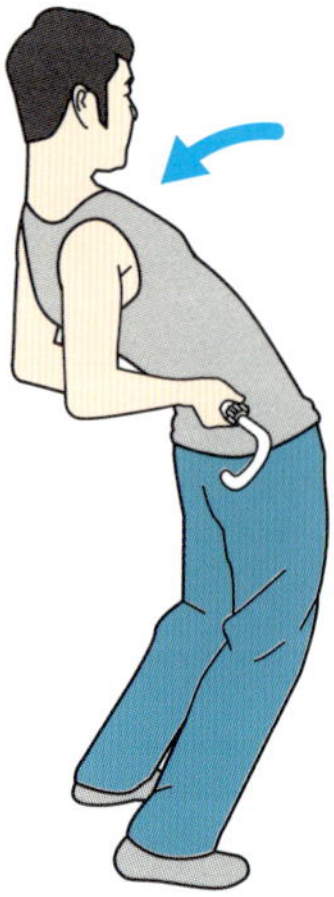

2
傘に体重をかけるようにしながら、膝が曲がらないようにゆっくり反らす。反りきったら、ゆっくりと体を前に戻していく。10回1セットで3時間おきくらいにやる。

を感じることもなかった。そもそも首の体操で肩が楽になるの？ と思いつつ、先ほどのように首や肩を動かしてみて変化を確認する。首まわりの筋肉のコリが楽になったような気がする。

そして腕をあげてみると……なんと、軽々とあがるじゃないか！

「肥後さんの場合、やっぱり首も腰と同じく、椎間板のゆがみを正す体操の効果が期待できそうですね」と、うれしそうな様子の木下さん。

それにしても、と疑問が湧《わ》いてくる。

「この体操でもあごをうしろに引くと言われましたが、どうしてうしろに動かすんですか？」

「首の骨と骨の間にもクッションの役割を果たす椎間板があります。**首の椎間板は、あごを前に突き出す姿勢を長時間続けていると、椎間板の中の髄核がずれて痛みを出すことが多いのです。首を引く動きをすることで、首の椎間板のゆがみを正していくのです。**これからは腰を反らす体操と併せて、首を引く体操もやっていきましょう！」

リハビリ指導が終わり、僕は再び銅冶先生の診察室に戻った。

首の体操

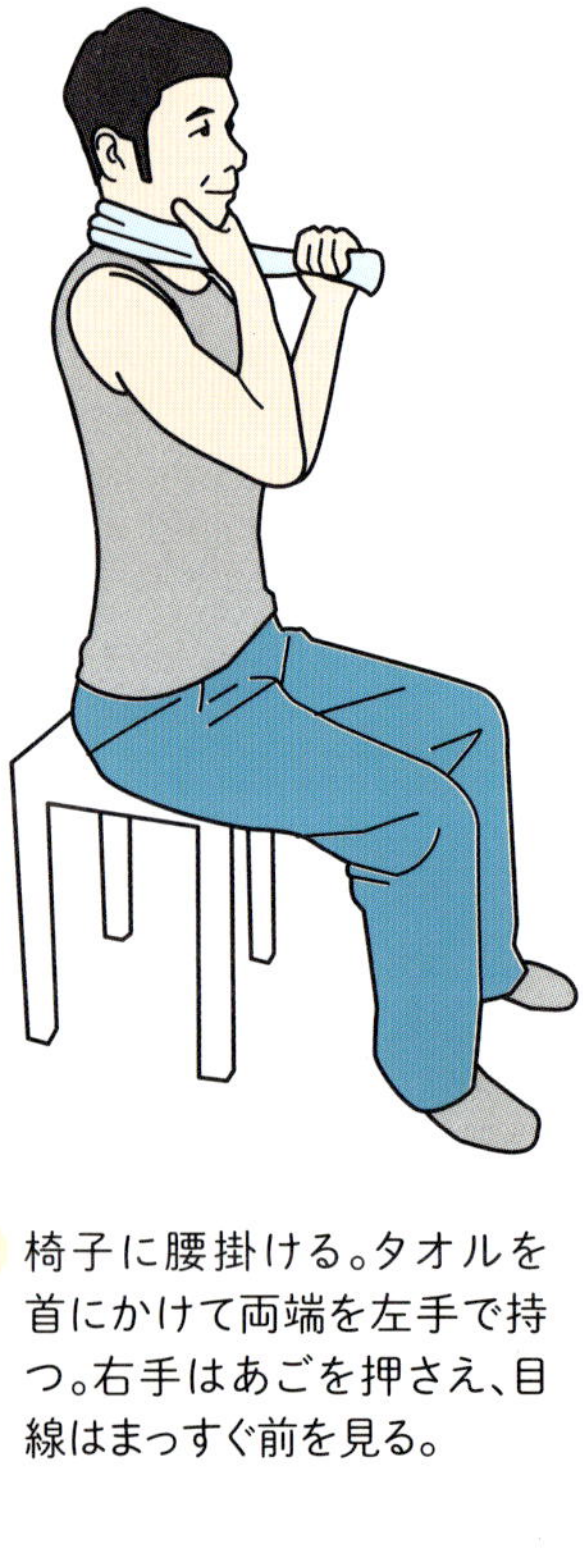

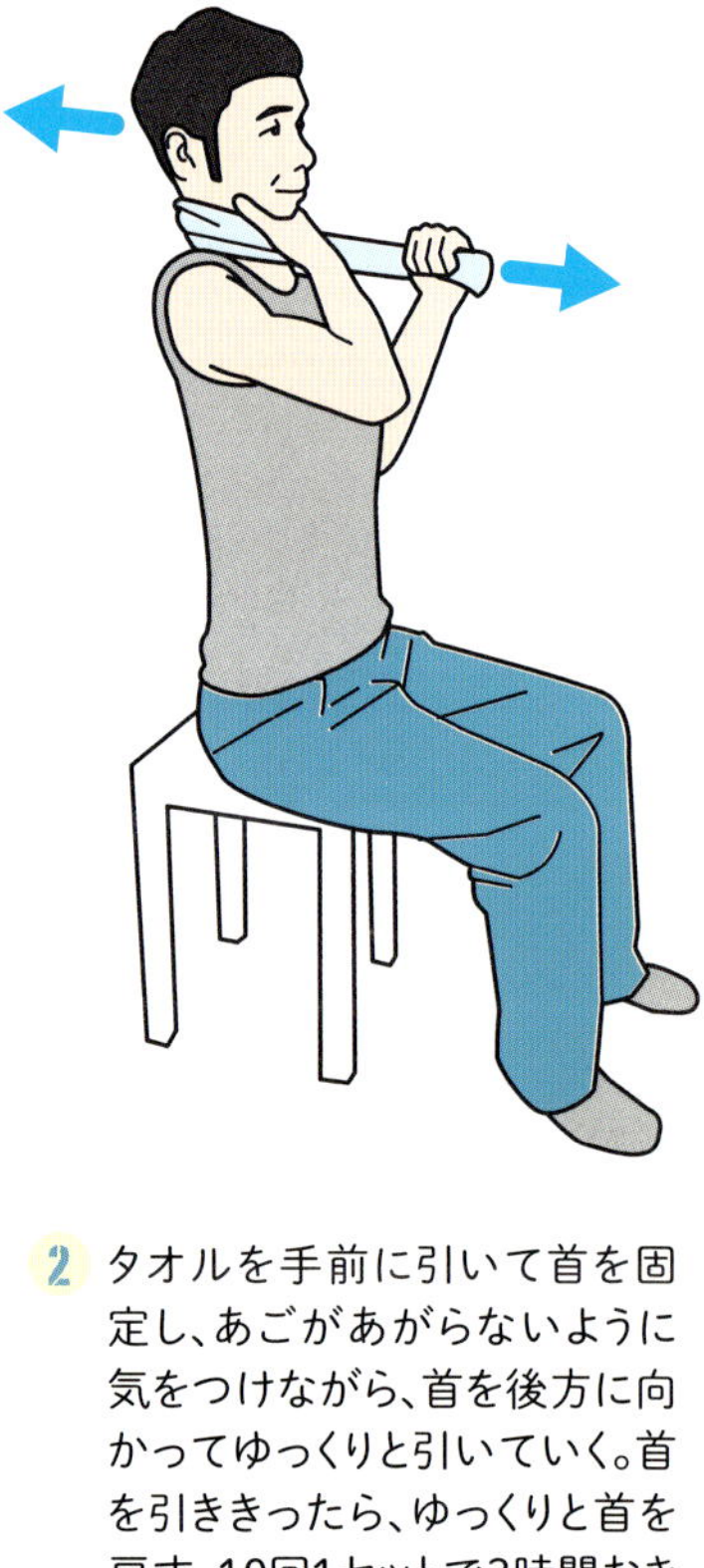

1 椅子に腰掛ける。タオルを首にかけて両端を左手で持つ。右手はあごを押さえ、目線はまっすぐ前を見る。

2 タオルを手前に引いて首を固定し、あごがあがらないように気をつけながら、首を後方に向かってゆっくりと引いていく。首を引ききったら、ゆっくりと首を戻す。10回1セットで3時間おきくらいにやる。

「先生、一回のリハビリで、なんだか姿勢が良くなった気がしますよ!」

「それは良かったですね」と、銅治先生はニコニコ。

「一時間のあいだにけっこう身体を動かしましたけど、腰痛は出ませんでしたし、今も痛くありません。いつもだったら身体に疲れが溜まると、すぐに腰が重くなっちゃうんですが」

「椎間板のゆがみを戻す体操で、痛みが改善した証拠だと思います。ウチのクリニックでは**腰痛の方の七〇%はこの腰を反らす体操で改善が見られる**のですが、どうやら肥後さんもこの体操に挑戦すると良さそうですね。まずは日常生活の中で正しい姿勢でいることを意識して、腰と首の体操をしばらく続けてみてください。仕事の合間にやるだけでも、治る可能性は充分にあると思います」

初回からまさかの朗報である。二〇年来苦しめられたヘルニアから、ついに決別できる予感がしてきた。それも思いもよらなかった簡単な体操でだ。僕の心の中には期待とやる気がむくむくと湧き上がってきたのだった。

TODAY IS

二〇二一年一〇月一一日

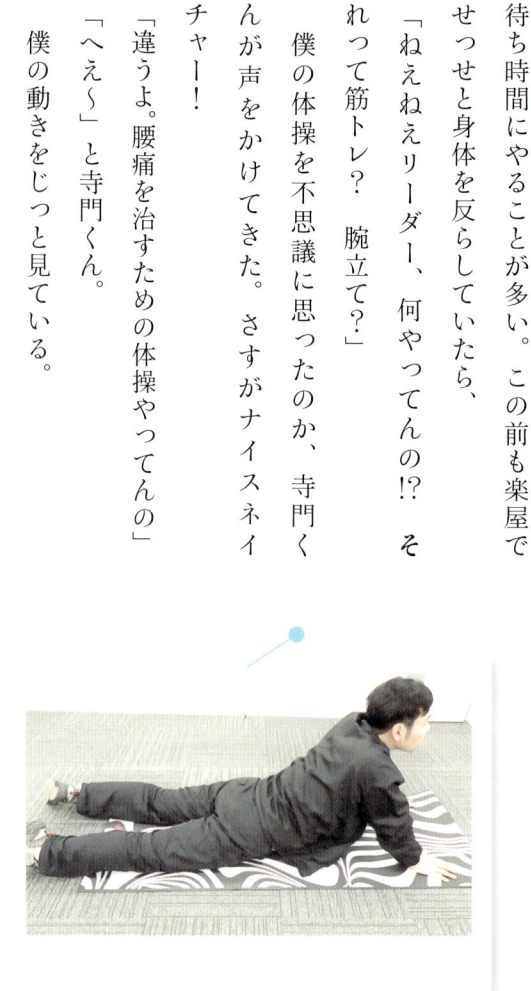

九月下旬にもう一度診察とリハビリを受け、あっという間に一〇月に入った。僕は毎日コツコツと腰痛体操を続けている。というのも**ほんとうに腰を反らすだけの動きだから、面倒と思うほどのこともない**のだ。自宅でやってもいいのだが、僕は収録先の現場での待ち時間にやることが多い。この前も楽屋でせっせと身体を反らしていたら、

「ねぇねぇリーダー、何やってんの!?　それって筋トレ？　腕立て?」

僕の体操を不思議に思ったのか、寺門くんが声をかけてきた。さすがナイスネイチャー!

「違うよ。腰痛を治すための体操やってんの」

「へぇ〜」と寺門くん。

僕の動きをじっと見ている。

「リーダー、腰痛持ち長いもんな。ねえ、それ効くの？　俺にも教えてくれよ！」

体を動かす系となれば、とことんノリのいいオトコである！

そんなわけで寺門くんにも体操の理論を説明すると……。

「やっぱりそうだよなあ〜！　俺も長年の腰痛持ちだろ？　前から腰痛には反らす動きがいいんじゃないかと思ってたんだよ！」

えらいテンションで乗っかってくる。

ネイチャーの野生の勘と、銅冶先生が医学的な知識をもとに指導している腰痛治療法とでは、だいぶ違うような気もするが……。

というわけで二人して、楽屋でせっせと腰を反らす運動に励んだ。

一方、もう一人のメンバー竜ちゃんはというと……。隣りでイビキかいて寝てました。昔も今も、腰痛にまったく縁のない男、それが上島《うえしま》竜《りゅう》兵《へい》。うらやましい限りである。

そんなこんなで、初診から一ヵ月後の一〇月にクリニックに足を踏み入れた頃には、日常生活の中で感じる腰の痛みや肩のコリはだいぶ少なくなっていた。

診察室のベッドに腰掛けて、銅冶先生から手の指で両足の親指を押してもらい、左右それぞれの親指の力ではねのけるテストをする。足の筋力の検査だ。銅冶先生が言う。

「肥後さん、左足に力が入ってくるようになったんじゃないですか?」

先生曰《いわ》く、「初回の診察では左足がぐにゃぐにゃとしていて、こちらに押し返してくる力もかなり弱かった」そうなのだ。

「確実に力が入るようになりつつあります。いいですね。椎間板のゆがみが矯正《きょうせい》され、神経への圧迫が少なくなってきている証拠です。姿勢も、前より綺麗になったんじゃないですか?」

医者という職業柄か、銅冶先生はあまり表情を変えずに話をするタイプなのだが、この日は顔に笑みを浮かべている。そんな先生の表情を見て、僕もうれしくなってくる。疲れたときに襲ってくる腰の重だるさが、この一ヵ月でかなり改善したのは確かだ。

「今のペースでもう少し続けていきましょう」

引き続きリハビリに入る。僕の顔を見るなり木下さんが、

「肥後さん、先日の『オールスター感謝祭』観ましたよ。特別番組だから収録にも時間がかかったんじゃないですか? 腰、大丈夫でしたか?」

仕事中の姿勢までチェックしてくださって、いやはや、ありがたい限りである。

でもそういえば……。

「腰の痛みを気にせずに収録してましたよ」

秋の番組改編時に放送される特別番組は、放送時間も通常のバラエティ番組より長いだけに、収録も長丁場になる。椅子に座りっぱなしの姿勢が長いあいだ続くと、腰に重みが出てくるのが悩みのタネだった。そこで自分たちの出番のときには、リアクション芸で身体を大きく動かしながら、ついでに腰も伸ばす、なんてウラ技の腰痛対策をすることも、実はしょっちゅうだったのだが……。

「この五~六年、だんだん腰が痛くなってきていたんですが、そういえば今年は、まったく気にならなかったな~!」

「それは良かった。じゃあ今回も姿勢を見ながら、体操のやり方をチェック

していきます」と木下さん。

立った姿勢のまま、前屈・後屈、お尻を左右に突き出すなどして、腰の動きを確認していく。

「腰を反らす角度にはあまり変化はありませんが、前屈は楽にできるようになってきています。横の動きに関しては、お尻を右側に突き出すのは問題なくできるようになりました。左への腰の動きは、まだ少し硬さがありますね」

少しは進歩したようだ。

続いては体操の指導になる。僕はベッドにうつ伏せになった。

「身体を反らすときに、すねの下にクッションは当てていますか？」

「はい、当ててます」

「両手の位置、もう少し肩につけてみましょうか？」

そのままぐっと、腰をゆっくりとうしろに反らす。はじめの頃よりも、余分な力が入らず、腰の下のほうから反らせているのを感じる。

「反っている感じはありますか？」

「はい。下のほうまで反っている感触があります」

「前回までのリハビリでは背中が硬すぎて、骨盤が浮き気味でしたが、一ヵ月経った今では、骨盤《こつばん》は床についたまま、上半身が反れるようになってきていますね。腰の痛みは、どうですか？」

「ありません」

ベッドから立ち上がり、再び腰を前とうしろ、そして右と左に曲げる。体操前よりも明らかに動きが滑らかになっていた。

「さっきまでは〝痛み予備軍〟のようなつかえがあるのを腰のあたりに感じていたけれど、体操をしたあとでは、気にすればわかる程度に軽くなりました。やっぱり変わるもんだなあ」

「ご自分で体操をされる前にも、最初の痛みがどれぐらいかをチェックしておくと体操の効果がわかりやすくなりますよ」

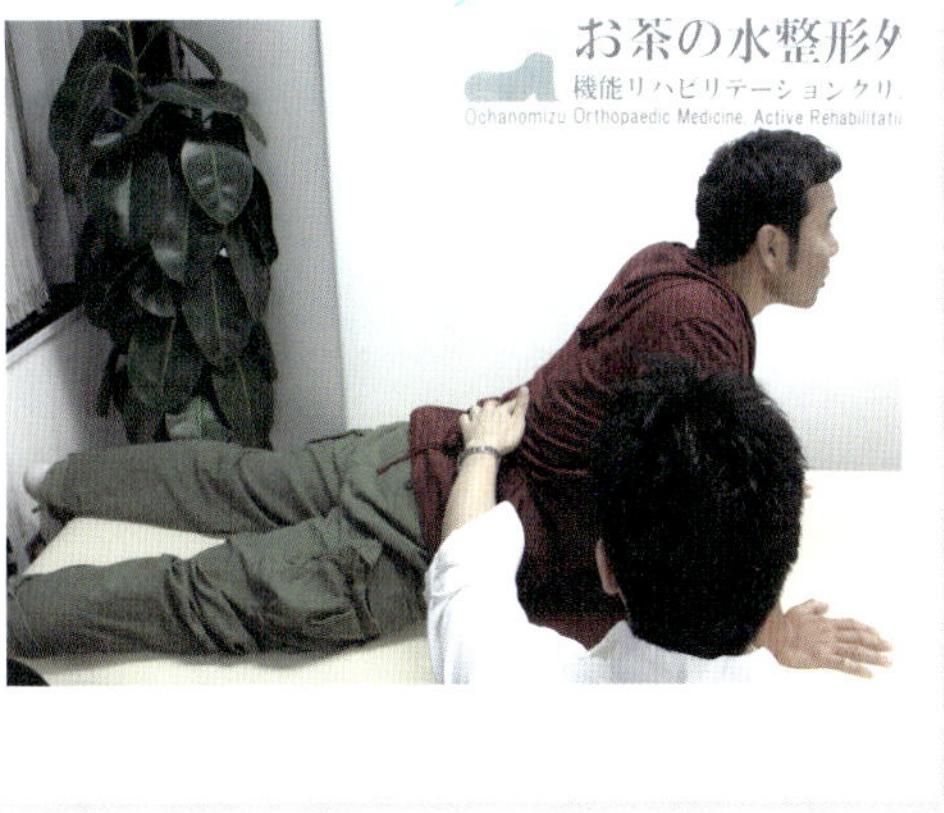

続いて首のリハビリである。僕はベッドから立ち上がり、いつもどおりに首や腕を上下左右に動かして、状態をチェックしてもらった。

「腕を横からあげたときに、動きが詰まるような感覚が、自分でもありますね。体操をやったあとには、少し良くなってはいますが」

「見たところ首を動かす角度にあまり違いはないようですが、動きに硬さを感じるということは、肩にも問題があるのかもしれません。今日は肩の体操も追加してみましょう」

そこで登場したのが傘だ。右手で傘をつかみながら、左手で押し込んで、右肩をうしろへ伸ばしていく。逆も同じようにやる。肩の周りの筋肉に意識が働き、首・肩・上半身が自然な動きになった。うん、これは気持ちがいい！

「体操中、肩に痛みは出ませんでしたか？」

「大丈夫です。コレ、肩の周りの突っ張った感じがだんだん取れてくるような気がしますよ。なんだかストレッチをやっているみたいだな〜」

「じゃあ首と肩の動きをチェックしてみましょうか」と木下さん。

左右の腕を、それぞれ横からあげて、耳の横につけるようにしてみる。耳に向けてすんなり近づけられるのが、動きが詰まっていない証拠だ。

「腕が、耳にだいぶ近づけられるようになりましたね。前回までは首の体操をしてもらいましたが、肩の関節にも問題があったんですね。腰は今までどおりに反らす体操を続けて、肩の運動もプラスしてください」

また新たな体操が加わった。腰もいたって順調だ。このままのペースでいけば完治は間違いないような気がしてきた。よし、気合を入れて体操をやりまくるぞっ！

傘を使った肩を伸ばす体操

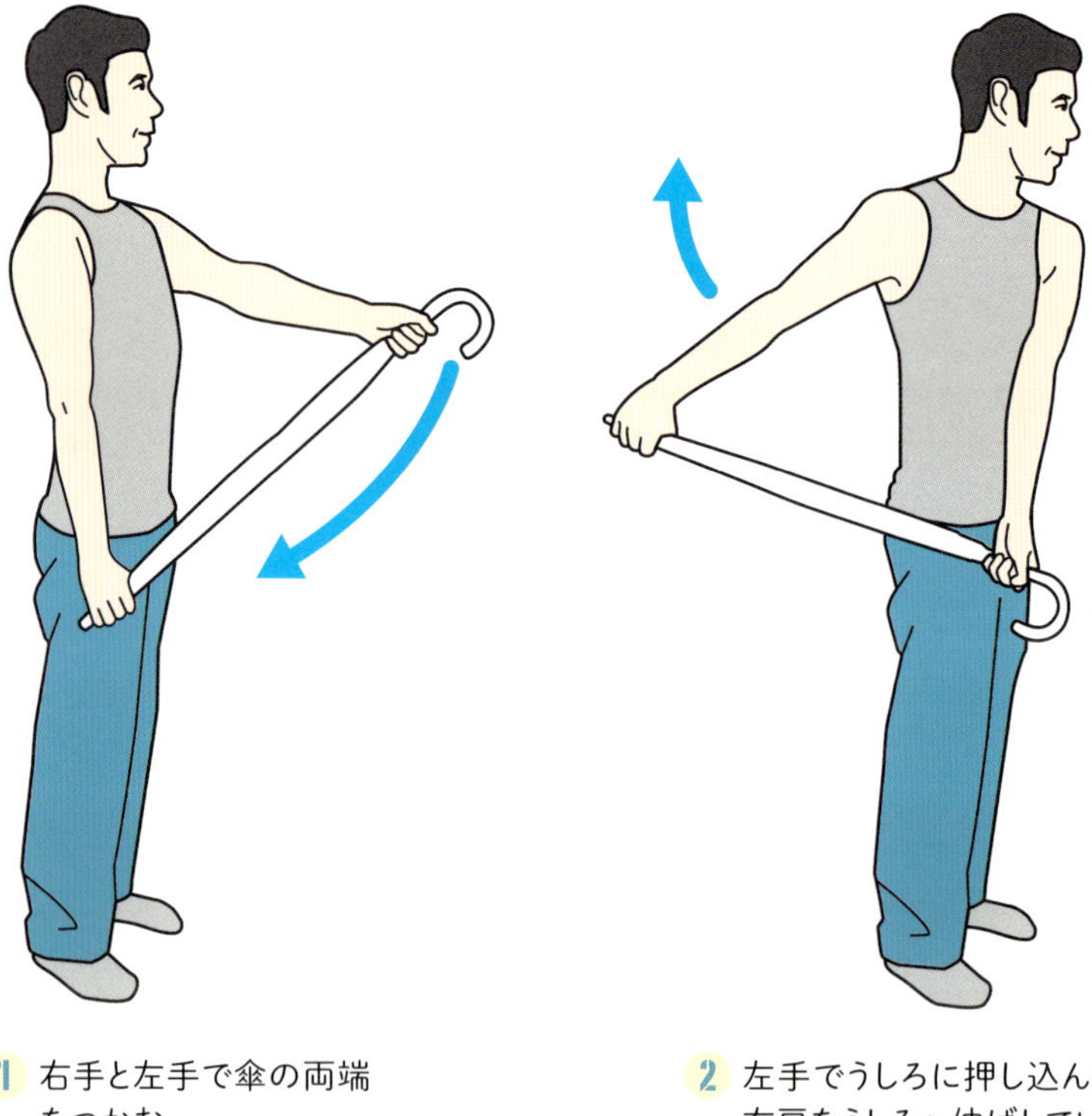

1 右手と左手で傘の両端をつかむ

2 左手でうしろに押し込んで、右肩をうしろへ伸ばしていく。10回1セット。左右の手を逆にしてもう1セット。3時間おきくらいにやる。

CHAPTER 2

自己流の落とし穴

TODAY IS

二〇一一年一一月八日

……腰が痛い。九月の半ばに初めてお茶の水整形外科を訪れてから二ヵ月近くが過ぎ、気がつけば季節は秋から冬へと移りつつあった。毎日せっせと腰を反らすことで、次第に気温が下がるこの頃でも、体調はいたって良好。長年の悩みだった腰の痛みもすっかり忘れてかけていた。そのはずなのに……。どういうわけだかここ何日か、腰が重だるいのである。

「特に朝方に痛むんです。起きたときに腰のあたりに、例の重だる〜いイヤな感じがあって。そのだるさが二〜三時間は続くんですよね。体重が急に増えたとかってわけでもないんだけど」

体操をはじめる前よりも、腰が痛いときすらある。ここへ来てヘルニアの

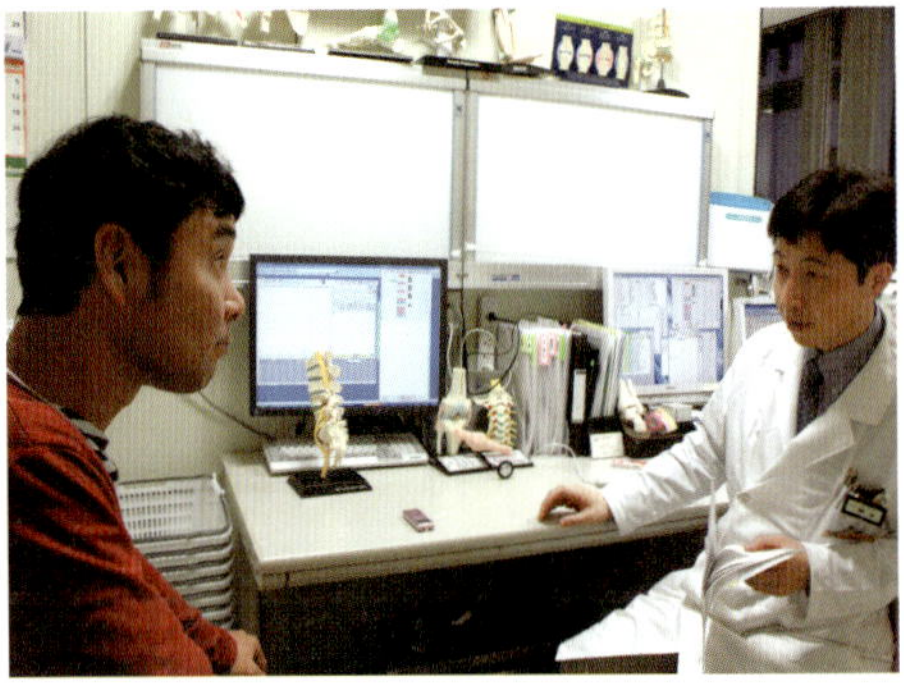

悪化なのか!?　それだけは勘弁して欲しい。

はい、はいと、静かな表情で僕の訴えに耳を傾ける銅冶先生。

「痛みがあるときにも、反らす体操はやっていますか？」

不安げな僕とは対照的に、いつもどおりの落ち着いたテンションだ。

「やってます。体操をやっているときは痛くないんですよ。むしろ腰の重だるさがやわらぐというか……」

その言葉を聞いた途端、「良かった。じゃあ体操自体は続けてもらってまったく問題ないと思いますよ」と笑顔で即答する銅冶先生。

えっ、ほんとうに大丈夫なんですか？

「体操をすると余計に腰が痛くなるんじゃないかって、不安なんですが」

「腰に痛みが出たときに反る体操をして、さらに痛みが強くなるようであれば、これはその体操に問題があると考えられます。ですが肥後さんの場合は反ると腰のだるさが取れるので、むしろ体操の効果はきちんと出ていると思います。全体としてはいい方向に進んでいるので安心してください。今、体操は一日に何セットぐらいやっていますか？」

「今は一日三セット、余裕があるときは四セットやってます。」

「理想は一日に五～六セットですね。姿勢の良さを意識して、体操の回数をもう少し増やしてみてください」

「このところ痛みを感じるようになってきちゃったんで、回数を減らしたほうがいいか迷ってたんですが……。いや、わかるんですよ。やると痛みが軽くなるのはわかってるんです。でもやっぱり不安になっちゃうんですよね。反るのって腰に負担がかかりそうだし」

「大丈夫です！」と銅冶先生の力強い言葉。

「体操を続けていいかどうかの目安としては、患者さんご自身の反応がいちばん確実な判断基準です。体操で腰が軽くなるのであれば、安心してやっていただいてかまいません。でも逆に反らす体操で痛みが強まるようであれば、一時中断してクリニックに連絡してください。

ふうむ……と、意味ありげな表情をする銅冶先生。

ところで肥後さんは、体操をはじめてから約二ヵ月でしたね」

「そうです」

「もしかしたら、腰痛が改善したことに慣れてきてしまったということも関係あるかもしれません」

「というと？」

「これは人にもよるのですが、**痛みが改善してくると知らず知らずのうちに、今までよりも腰をかばう動きが減ってきてしまいます。**たとえば、今までは気をつけていた中腰姿勢も『多少は大丈夫だろう』ということで、ついやってしまったりとかね」

「ああ〜……」

確かにここしばらく、痛みやしびれもほぼなくなってきたせいか、「腰をかばっている」という意識は薄れかけていたかもしれない。

「**自分でも気づかないときに、腰に悪い刺激が入っている可能性はありますね。あとは体操のやり方が自己流になってしまって、かえって腰に悪い影響を及ぼしている可能性もあります。**でも心配はいらないと思いますよ。リハビリで体操をもう一度確認して、腰痛が悪化した原因を見つけましょう」

腰痛があるということで、木下さんのリハビリ指導もやや慎重になる。

「この一ヵ月の間で重いものを移動させたり、長い時間車に乗っていたりと、何か腰に負担をかけるような場面はありましたか？」

「それがないんですよ。強《し》いていえば有酸素運動を人に薦められたんで、久しぶりにジムでウォーキングやランニングを少しやったぐらいですかね。でも、そこまで熱心に走ったわけでもないんです。なのに腰が痛くて、困っちゃうんだよなあ」

「じゃあ、いつものように体の反応を見ながら、体操を確認してみましょうか」

　ひとしきり腰の動きを見てもらう。

　ここでも特に異常はなし。お尻を左右に動かす動作は、

「先月に比べて左側に動かしやすくなっているようですね」

　体操はちゃんと効いているようだ。

　続いては体操の確認で、僕はベッドの上にうつ伏せになり、いつもどおりにわきを開いて両腕を広げ、そのまま腕を立てて体をうしろに動かしていく。やっぱり楽チンな体操だ。

「体を支えている手の位置を、少し前においたほうがいいかもしれないですね」と木下さん。

「この体操のポイントは、床につける手のひらを、腰を反らしたときに骨盤が浮かないところにおくことです。骨盤が浮くと足に余計な力が入っちゃうんです」

「へえ～。反れるだけ反らせればいいのかと思ってました」

……はっ、もしかして!?

「実は最近、体操に慣れてきたこともあってか、反らしたあとに、しばらくその姿勢のままでキープをすることがあるんです。一五秒ぐらいなんですけど、これはどうなんですか？」

木下さんの表情が変わった。

「ちょっと長すぎますね。力を上手に脱いた状態でキープできるならいいんですが……。体を持ち上げてから息を吐き、充分に反らしたら、ゆっくりと元に戻していってください」

「しばらく反らした姿勢をキープしたほうが、より体操の効果が出るのかと思ってました。筋トレでも、同じ姿勢を長時間キープしたほうが効果が出るでしょ？」

「この体操は、筋トレとは別ものなんですよ」と木下さん。

……初回もそのような説明を聞いたような憶《おぼ》えがある。

「**動きを止めて背中の筋肉を緊張させるのではなく、足腰の力を抜いて反っていく動きを繰り返すことで、関節に刺激を与えていく体操なんですよね**」

そういえば、そうだった。

「**反った姿勢をキープしているときに力が入りすぎて、腰に変な力が加わってしまったので、逆効果になっていたのでしょう**」

そうか、僕の鈍い腰の痛みは、間違った体操のやり方が原因だったのか。

「でも、正しいやり方に戻せば大丈夫だと思います」

慣れとは恐ろしいものである。自分ではしっかり体操をしている気になっていたけれど、人っていつの間にか油断して、自分勝手な体操をしちゃうもんなんですね。

続いて、首と肩の動きを確認してみる。

「首を曲げる角度は、前回と同じぐらいの柔軟性をキープしています。肩は少し柔らかさが出てきたぐらいでしょうか」と木下さん。

「先月教えていただいた傘を持ってうしろに引く肩の体操なんですが、ウチにちょうどいい傘がなかったんで、今、ゴルフクラブを使ってやってます。それでもいいですか？」

「いいんじゃないでしょうか」

早速、傘を使った体操の動き方を見てもらう。

「下からあげる動きのときに、肩が開きがちですね。伸ばしたい関節が上手に反れていないかもしれません。体操のやり方を変えてみましょうか」

右手をテーブルにおいて立ち、左手で右の肩を固定する。肩を固定したまま、膝を曲げてしゃがみこんで肩を伸ばしていく。なるほど、この方法だと肩が開かない。

「だけど、けっこうきつい動きだな～」

「肩がだいぶ動くようになりましたよ。難しかったら、鏡を見ながらやるといいと思いますよ。首を引く体操も、引き続きやってくださいね」

「わかりました」

ひとつひとつの体操を丁寧に確認してもらうと、**教えてもらった体操と**

自分でやっていた運動では、いつの間にか大きな差ができていることがわかった。

一人で体操をやっていると、どうしても自己流になってしまい、今回のように逆効果になってしまっていることもあるのだ。やはり定期的にチェックしてもらって、体操を修正していくことが大事だと感じた。もし一人でやっていたら、「やっぱり効かなかったな～」と思って、このまま体操をあきらめていたことだろう。

質問をしていると、以前にも同じ説明を聞いたことを思い出し、その場ではわかっていたつもりでも、実際にはすっかり忘れていることに自分自身でも驚いた。しかし、痛くなってもめげずに来院したことで、不安も晴れたし、体操を続ける気力もまた湧いてきた。

そう、腰痛克服への道はまだはじまったばかりなんだ。

台を使った肩を伸ばす体操

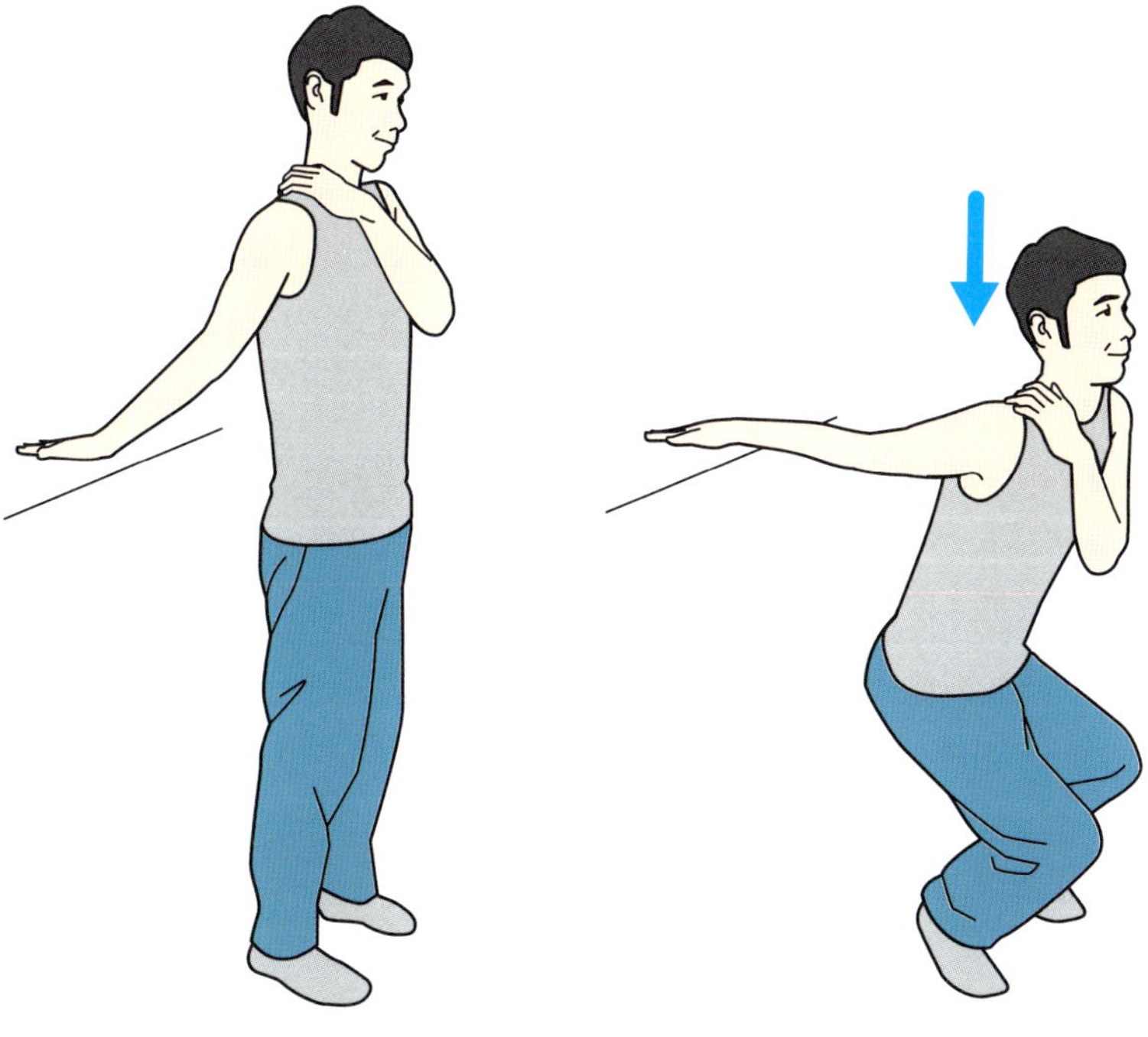

1 足を肩幅に開いて立ち、右手を机におく。左手で右肩を押さえる。

2 肩が開かないようにしながら、膝を曲げてしゃがみこんで右肩を伸ばしていく。しゃがみきったらゆっくりと立ち上がる。10回1セットで3時間おきくらいにやる。

二〇一一年一二月一六日

一二月に入ってから僕の原因不明の腰の痛みは、すっかり楽になっていた。そして季節はもう冬である。一ヵ月ぶりに訪れた診察室で、この日も銅冶先生に足の筋力のテストをしてもらう。そう、この本を読んでくださっている方にはおなじみの、両足の親指で先生の指を押し返す、あのテストです。今回も僕の足の親指の上に、先生の指の力がぐっとかかってくる。そのまま押されて曲がってしまうのかと思いきや。なんとこれが……自分の足の力で、先生の手の力を跳ね返せたのだ！

真剣な顔をして僕の足を押しながら、「肥後さん、だいぶ足の筋力が戻ってきていますね」と銅冶先生。

「前は腕相撲で負けたときにみたいに、先生の手の力に、完全にいいなりになってましたからね」。

先生の顔にも笑みが浮かぶが、そこはさすがに冷静だ。

「まだ左足の力が若干弱いかな。だけど最初の頃に比べればだいぶ回復してきましたよ。体操が効果をあげている証拠だと考えていいと思います。足全体には、しびれや痛みはありますか？」

「大丈夫です！」

「それは良かった。今日もまたリハビリをして、自宅でも体操を続けてください。ところで肥後さん」

温和な表情の銅治先生の目が、いきなり鋭くなる。

「足の裏にタコができてますね」

予想外のツッコミに、思わずガクッとなる僕。そうなのだ。確かに僕の足の裏にはタコができている。実はこいつがなかなか厄介なシロモノで、歩くとズキズキくるのだ。今では素足で自宅のフローリングを歩くと、足の裏にかなりの衝撃が走るようになっている。薬局で売っている魚《うお》の目対策用のパッドを買うも、僕には効果がなかったらしく、病院に通っている。

「ああ、これですか？　病院に行ったら『イボですね』って言われて。今は硬くなっている部分を液体窒素で焼く治療を続けてます」

僕の説明をうなずきながら聞いていた銅治先生。

しかしその先からこぼれ出た言葉は、さらに予想外な事実だった。


「この足の裏にできるタコも、実は腰痛とまったく無関係じゃないん

ですよ」

「ええっ!?　どういうことですか?」

「肥後さんのように開張足《かいちょうそく》といって、足の横のアーチが広がっている人は、歩く度に足の前方に体重がかかりすぎる状態になっているんです。そうすると皮膚の表面にも傷ができやすくなり、傷ついた表面にウイルスがくっついてイボができてしまうんですね。インソールや靴を使って横のアーチをサポートするのがいいでしょうね」と銅冶先生。

「横に広がって幅広になってしまった足を矯正すると、足の指のつけ根部分にかかる圧力が減るので、足の裏のタコも自然に消えて、イボも治ってきます。そして、**体の土台が整うことで結果的に腰痛にもいい影響を与えることになります**」

「そうだったんですか〜」

コラム② 足の形と姿勢の関係

二足歩行をする人間の足は、効率よく体重を支えるためにアーチ状になっている。足裏のアーチは、いわゆる土踏まずと呼ばれる縦アーチと、親指と小指をつなぐ横ラインにできる横アーチがあり、歩くときの衝撃を吸収する役目を果たす。縦アーチが低い状態をいわゆる扁平足《へんぺいそく》というが、横アーチが低い状態は開張足《かいちょうそく》と呼び、外反拇趾《がいはんぼし》の原因にもなっている。足の裏の前方にタコやイボができやすい人は、開帳足の可能性がある。

一度低くなった横アーチを再生することは難しいが、インソールや靴でアーチを矯正すれば足の痛みやタコも解消できる。腰痛や肩こりでも、体の土台を支えていい姿勢を保つことが重要だ。インソールは足の型を採って作成することが望ましいが、手持ちの靴でインソールが取り外せるものがあれば、たとえば軍手をアーチの形に併せて切り、インソールの裏に貼るなどして、簡易的にアーチを矯正することも可能だ。

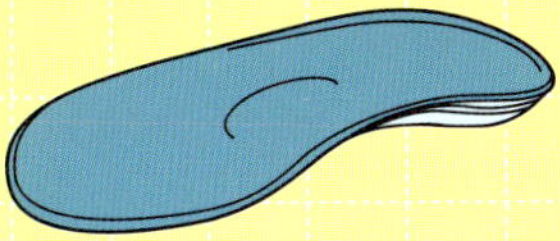

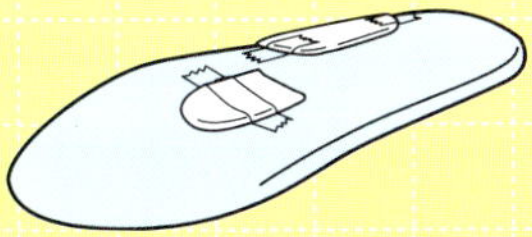

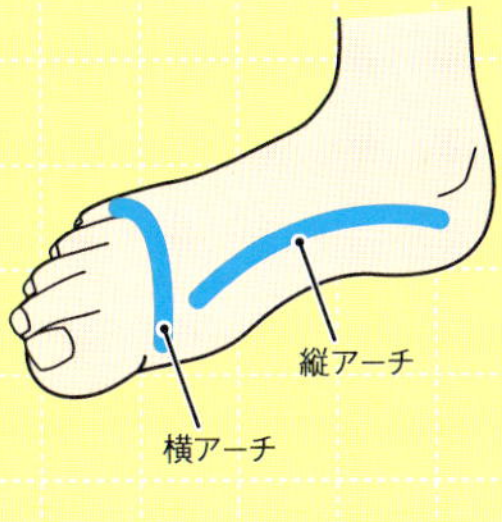

リハビリ室に入るや否や、「肥後さん、先日出演されていた『アメトーーク！』のスペシャル、観ましたよ」と木下さん。

僕のリハビリを担当するようになってから、出演番組を見て、その時々の腰の状態をチェックしてくれているらしい。

「おかげさまで腰痛もだいぶ取れたんでね。仕事中もなるべくいい姿勢を保つように心がけてますよ。肩も、右側がちょっと張ってるかな、という気はするんですが、最初のときみたいに、硬いとかあがらないって感じはまったくなくなりましたね」

「それじゃあ今日は……」と木下さんは僕の体の動きをチェックしながらこう続けた。

「治療目的の体操から、予防の体操へとステップアップしたいと思います」

我慢できないほどの痛みに悩まされていた先月から、一気に前進である！

「あ、でも、まだ体操は当分やらなきゃいけないんですね？」

「もちろんです」と木下さんは力強くうなずいた。

「腰や肩の痛みが消えたら、もう体操をしなくていい、ということじゃないんです。今の肥後さんの腰も、痛みが消えただけで、まだ完全に治ったとは言い切れない状態なんですね。**ここで体操をやめて、前と同じような中腰や猫背を続けてしまうと、また腰が痛くなる場合もあります。**

これからはもう一段階先の体操をしていきましょう」

「なるほど、再発予防かあ」

「では早速ですが、体を動かして反応を見てみましょう。痛い場所が出てきたら言ってくださいね。痛みがあるということは、まだ予防の体操をするほど腰が回復していないということですから」

というわけで、まずは椅子に浅く腰掛けたポーズから再発予防の体操がスタートした。

「そのまま両手を足に沿わせるように下ろし、体を前に倒していってください」

言われたとおりに上半身をぐっと床に倒していき、椅子に座ったまま前屈のポーズを取るような形になる。

「腰を充分に曲げたら、今度は両手を膝の上におき、手の力で上体を起こしていきましょう。どうですか、痛みはありますか?」

「う〜ん。まあまあ、大丈夫かな……?」

再発予防の腰を曲げる体操

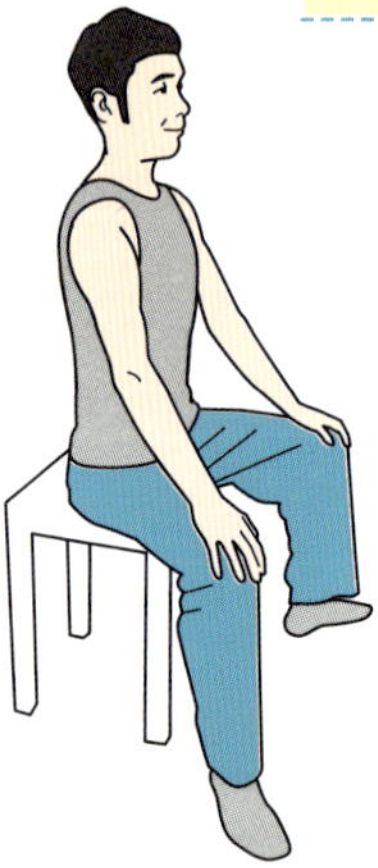

1 椅子に腰掛けて、両足を開く。

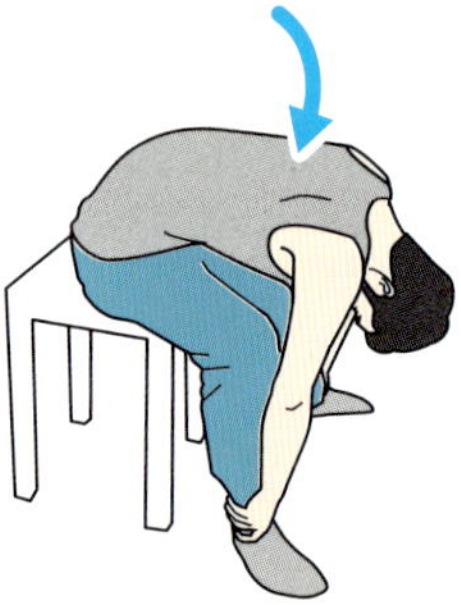

2 両手で両足首をつかむようにして、体を前に倒していく。このときに腰が充分に丸まっていることを意識する。

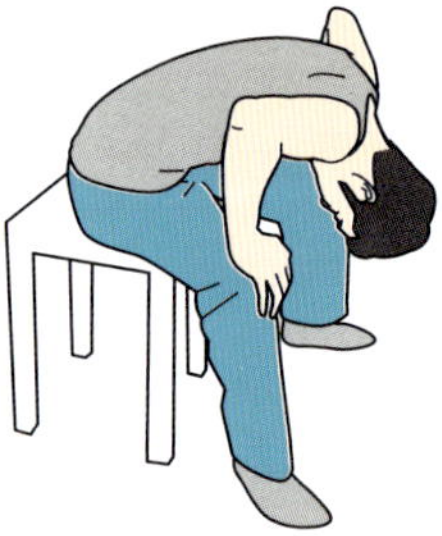

3 腰を充分に曲げたら、両手を両膝の上に乗せる。

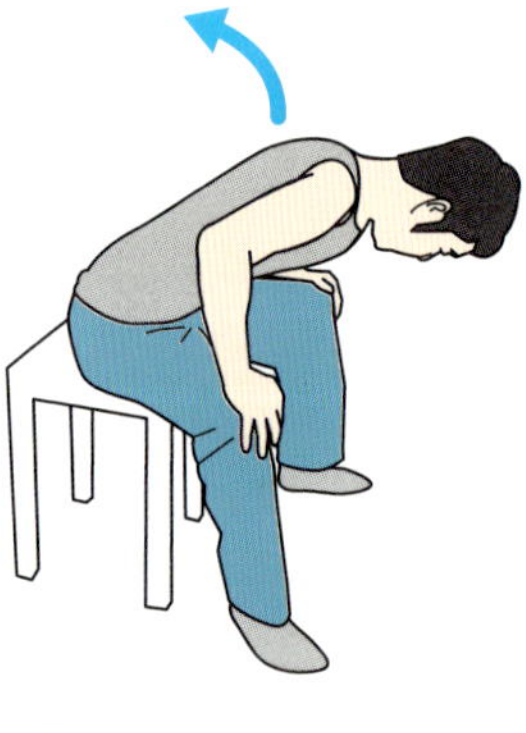

4 手の力で体を起こしていく。

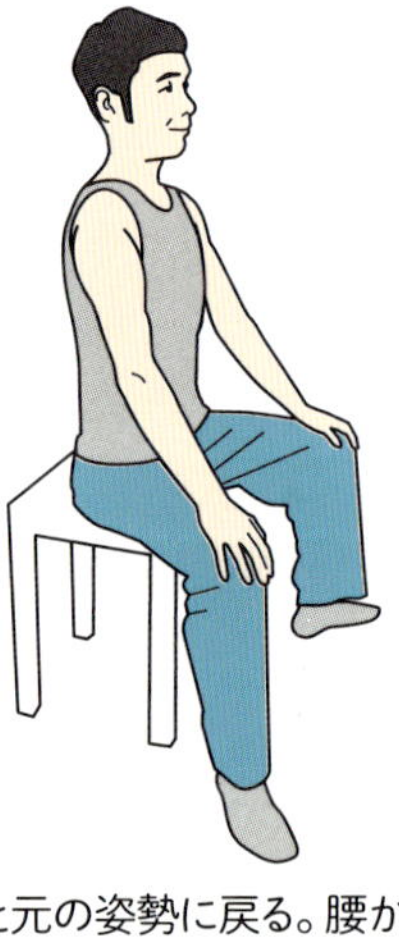

5 ゆっくりと元の姿勢に戻る。腰が硬い人は、手を足首まで下ろさずに、できるところで止めても良い。5回1セットで、1日に1セットやる。

「じゃあ同じ動きを五回繰り返してみてください」

上体を上げ下げして、ゆっくり体を動かしてみる。特に痛みはないようだ。

「じゃあ椅子から立ち上がって、もう一度前屈をしてみてください。どうですか？」

「うん。立った状態から前に曲げても、痛くないですね」

木下さんの顔にほっとしたような表情が浮かぶ。

「腰を前に曲げる動きは、だいぶ負担なくできているようです。せっかくですから少し体操の強度をあげてみましょうか。今度は体を前に倒したときに両手で両足首を持ち、その状態から再び膝に手をついて体を起こしてください。これを五回繰り返してくださいね。どうです？　腰が丸まっていくのが感じられますか？」

「う〜ん。腰が丸まっているのかどうかはわからないけれど、上半身を倒していくときに背中の筋肉が伸びるような感覚があるなあ。合ってますか？」

「バッチリです！」と木下さん。

その後、再び立って前屈の動きをチェックする。最初のときよりも、心なしか手が床に届きやすくなっている気がする。

「けっこうな回数をやりましたが、腰は痛くないですか？」

「大丈夫です」

今まではうしろに反らす体操ばかりをやっていたのだが、どうして前に曲げるんだろうか？

「肥後さんの椎間板のゆがみを正すためには、はじめは腰を反らす動きが効果的でした。ただし**反らすだけでは椎間板に偏りが出てしまいます。再発予防のためには、前屈などいろいろな方向の体操もやったほうがいいんですよ**」

これまで日常生活の中では、猫背や中腰などの曲げる動きが多すぎて、痛みが生じていたのが僕の腰だ。それを反らす動きで矯正するのは当然に思える。でも、ずっと反らし続けていてもダメなのか、やっぱり何ごともバランスを取るって大事なんだな。

続いては首と肩だ。こちらも先月に引き続き、日常生活での不自由はほとんど感じなくなっている。

「右へ頭をかしげると、左へ動かしているときと比べて少し硬さがありますね」と木下さん。

言われてみれば、そうかもしれない。

「でも、もともと動きが硬かった左側も最初に比べると柔軟性が出てきて、前回に引き続きいい感じで回復しています。腰の体操と同じように、首・肩も予防の動きを入れていきましょうか。肩にもたくさんの関節があるので、いろいろな方向に動かしてあげると動きの硬さがなくなってきます」

木下さんに促されるまま、僕はリハビリ室の壁に沿うようにして立った。

「これは立って行なう体操なので、自宅や職場でもやりやすいかもしれませんね。足を閉じて、体の右側を壁と並行にして立ってください」

「右手を壁につけて、左足を前に出して膝を曲げていきます。そのまま、肩がより高くあがるように、体を前に出してください」

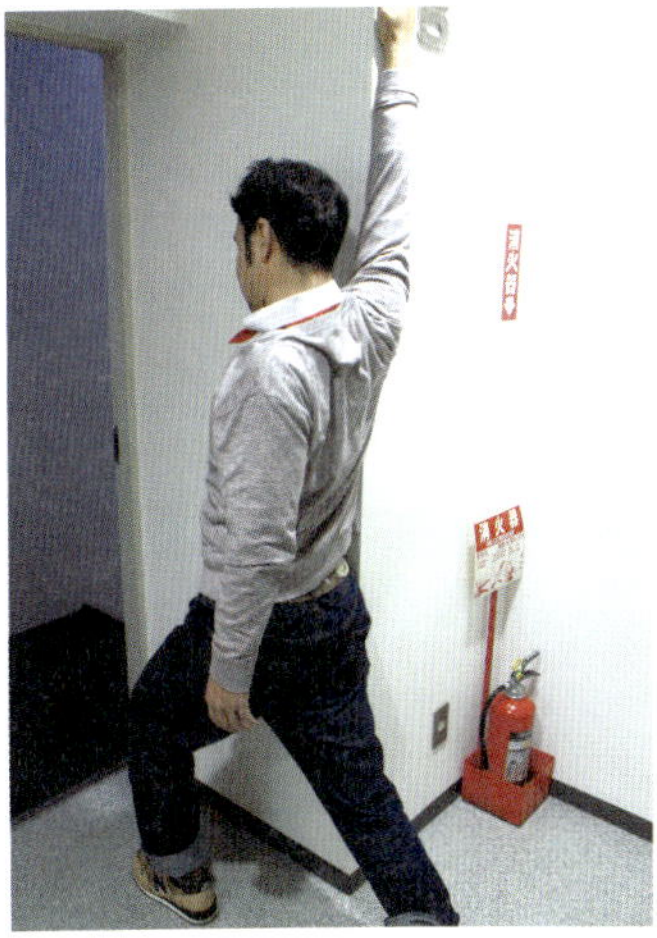

再発予防の肩を曲げる体操

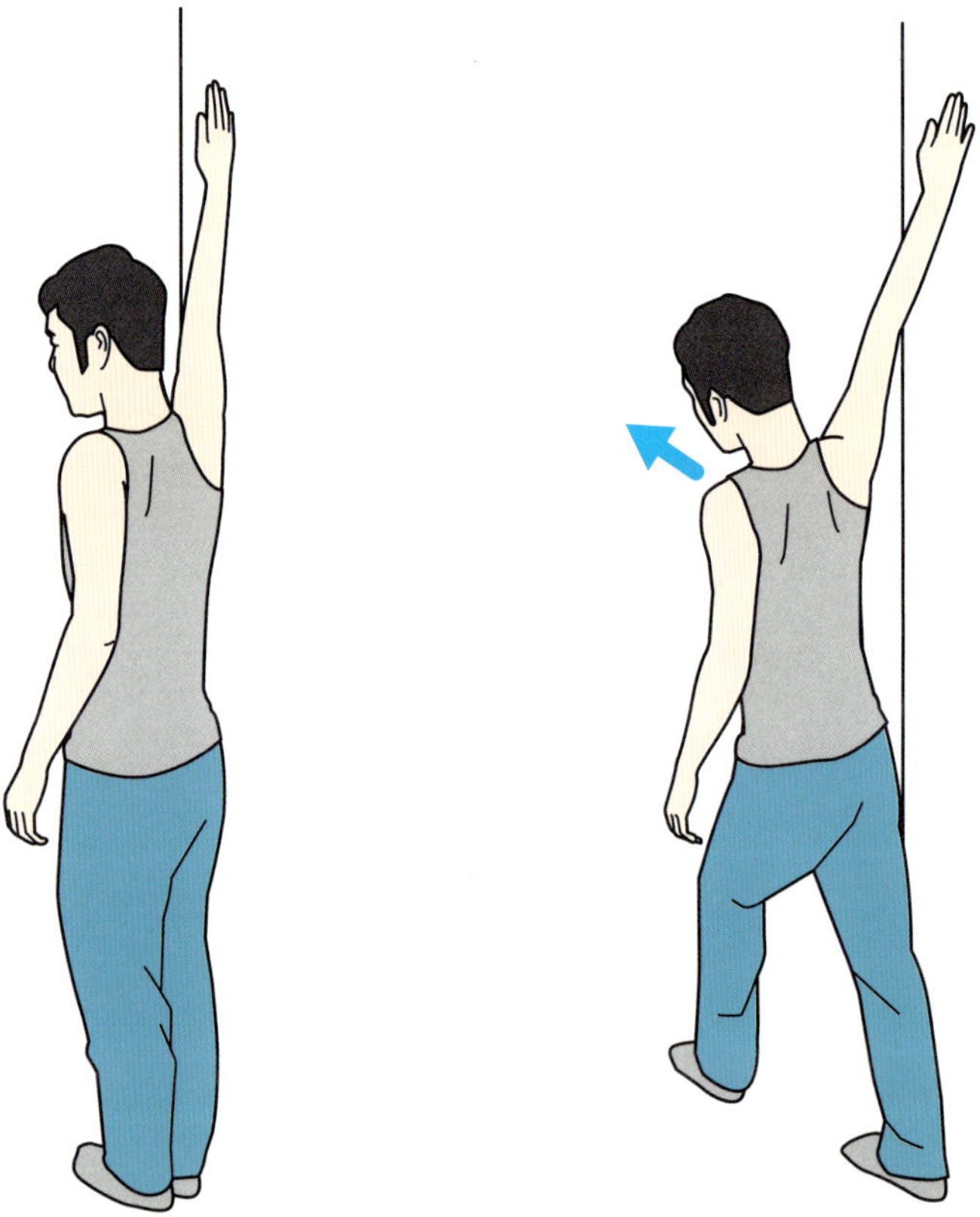

1 壁際に沿って立ち、右の腕を高くあげて壁につける。

2 膝を曲げて体を前に出しながら、右の肩を曲げていく。10回1セットで3時間おきくらいにやる。

なかなか難しい！　だが、体を前に出しながら腕をあげることで、今まで使っていない関節を使っているのがわかる。

今までやっていた肩を伸ばす体操とは、まったく違う動きだ。

「これはどこに効く体操なんですか？」

木下さんに尋ねてみた。

「肩の関節の硬さを取る体操です」

どういうことなんだろうか。

「人間が肩を動かすときには、肩甲骨《けんこうこつ》と上腕骨《じょうわんこつ》をつなぐ肩甲上腕関節《けんこうじょうわんかんせつ》、鎖《さ》骨《こつ》と肩甲骨をつなぐ肩鎖関節《けんさかんせつ》、さらに肋骨《ろっこつ》と胸椎《きょうつい》をつなぐ肋椎関節《ろくついかんせつ》といった、いくつかの関節が動くんですよ」

そんなにたくさんあるとは。

「肩や腕の動きって、ずいぶんいろんな骨や関節を使うもんなんですねえ」

「肥後さんの場合、肩を伸ばす体操に関しては、体操前と体操後であまり変化が見られなくなってきているので、回数を減らしてもいいかもしれませんね。当分は、今日お教えした再発予防の体操を続けてください。非常に順調ですね」

銅冶先生に続き、木下さんからもお褒《ほ》めの言葉をいただきましたー！

秋から冬にかけての生活を褒められたような気がしてうれしくなる。

この日はリハビリを受けたあと、一階にある靴屋さんで足の型取りをしてもらい、開帳足をサポートするインソールと靴も作った。いろいろなデザインの靴がある中で、僕が選んだのはブーツだ。

実は腰が痛くなって以来、めっきりご無沙汰になってしまったファッションアイテムがブーツなのだ。もしかしたら腰痛持ちのみなさんの中にも「わかる！」とうなずかれる方がいらっしゃるかもしれない。

最初はおしゃれだなと思って履いていても、靴の重たさがだんだん足と腰に響いてきてしまい、結局は軽さと履きやすさが勝るスニーカー一辺倒になってしまう。でも今回は完全なるオーダーメイドである。寒くなるこれからの季節、久しぶりにブーツでキメてやろうじゃないか。

足の治療でおしゃれにも幅が広がるのは実にうれしい。

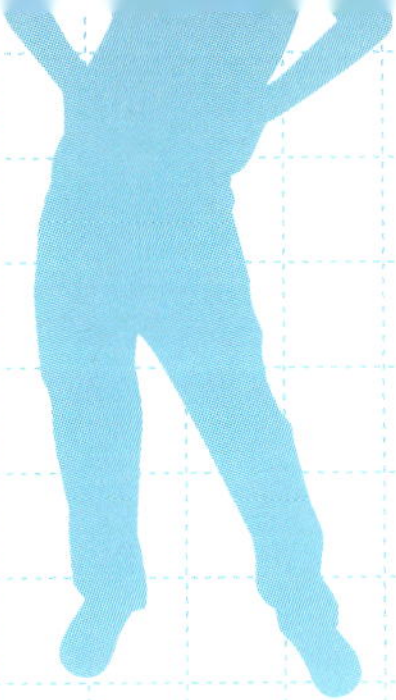

CHAPTER 3

ぎっくり腰なのに体操する?

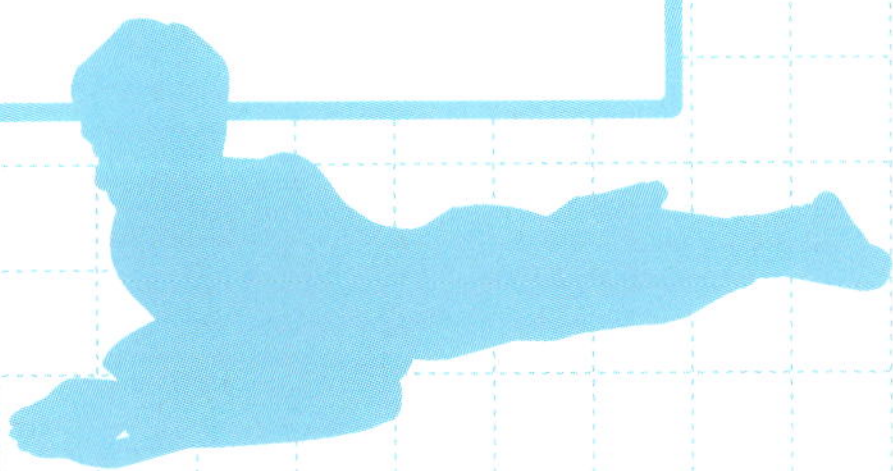

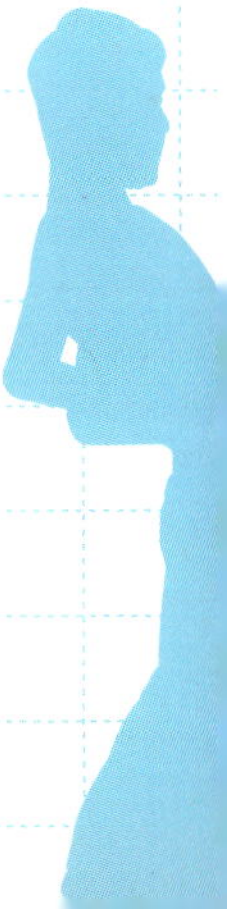

前回の診察を受けてからの二週間は、慌ただしく年の瀬が過ぎていった。僕たち芸人にとってこの時期の収録や出演は一年の間でも欠かせない仕事のひとつである。例年どおりのハードスケジュールだが、その間も体操だけは欠かさず続けるようにしていた。

そして二〇一二年の年始の仕事が終わって初めて、僕たちダチョウ倶楽部の冬休みがやってきた。久しぶりに家族でのんびりと過ごし、僕もすっかりお正月気分を味わった。

休みが明けて、一月上旬——。二〇一二年の仕事が本格的にスタートした僕は、地方にいた。その日宿泊先のホテルの部屋で起きだした僕は、部屋の隅《すみ》に置いてあったトランクを何気なく持ち上げて、別の場所に置こうとした。そのときである。

「グキッ」といういやな感触とともに、腰に鈍い痛みが走った。

「ん?」

ヘルニアのようなチクチクとしびれるような痛みとは、また別の種類のドーンとした強い痛みである。

「もしかして……?」

瞬間的に「ぎっくり腰をやってしまったのではないか？」という不安が、僕の頭をかすめた。

恐る恐る腰を動かしてみると、意外と大丈夫なようだ。ぎっくり腰の症状でよく言われているような「痛くて動けなくなった」「その場で固まってしまった」ということは起こってはおらず、体も動かそうと思えば、無理なく動かすことができる。

「まあ、大丈夫か」

僕はそう思い直し、そのまま自分の部屋で支度を済ませ、スタッフのみんなと集合して、スケジュールどおりの仕事に出かけたのだったが……。全然、大丈夫じゃなかったのだ。

ちょうどお昼を過ぎた頃ぐらいだっただろうか、午前中にはなんともないと思っていた腰が、時間が経つに連れて徐々に重くなりはじめた。

「これはヤバイかも？」と思ったときはすでに手遅れだった。

そして夕方になる頃には、もう立っているだけで腰が痛くてたまらない状態に……。

そう、やっぱり僕は、ぎっくり腰になってしまったのである。病院へ担ぎ込まれるほどの重症ではなかったものの、その後の何日かを僕は悶々《もんもん》としながら痛みと戦うハメになった。マネージャーのシゲナリが僕の腰を心配して、銅冶先生に連絡を取ってくれた。

「痛みを取る効果が実感できる絶好の機会です。肥後さんには、ぎっくり腰になってしまった今こそ、これまでどおりの反らす体操をしてください」

先生からの返事は、まさかの鬼の指令であった。数々のムチャぶり企画をこなしてきた僕でも、これにはさすがに動揺した。いくらリアクション芸人とはいえ、さすがに限度がありますよ……。立っているのも辛いぐらいの急性の痛みなのに、腰をうしろに反らす!? 無理です、絶対無理です……。

しかし、あの冷静かつ的確な銅冶先生のアドバイスである。

そう思い直し、僕は痛む腰を持ち上げつつ、うしろに反らす体操をやってみた。一回、二回、三回……。なんだかんだで一五回ぐらいはやっただろうか。だが、やっぱり腰は痛い。体操をする前も痛いけれど、やったあとも痛い。結局、どうせ痛いのには変わりないのだ。

第一、ヘルニアは慢性的な痛みだったけれど、このぎっくり腰は筋肉の急激な痛みである。痛みの種類が違うのに、同じ体操をしても意味ないんじゃないだろうか……。

ネットの関連ページで情報を拾ったりした挙句、僕はそんな自己判断をして、毎日続けていた体操を中断した。だって、炎症を起こしているところを無理に動かしたら、余計に痛くなるだけ。みなさんもそう思いませんか？

コラム③ ぎっくり腰って？

医学的には急性腰痛症と呼ばれている。強い痛みを訴えていても、レントゲンやMRIでも異常が見られないことも多い。中腰の姿勢で重いものを持ったり、猫背の姿勢で長時間座ったあとなどに発症しやすい。強い痛みは一週間～一〇日ほどで自然に軽減することが多いが、再発を繰り返したり、慢性腰痛に移行したりすることもある。

二〇一二年三月五日

ぎっくり腰の症状がようやく治まったと思ったら、なんと今度は湯たんぽで足に低温やけどをしてしまい、真冬の間、散々な目にあってしまった僕。どういうワケだか、年始から不幸の連続である……。仕事が忙しかったこともあり、お茶の水整形外科の診察室を訪れたのは、暦《こよみ》の上では春の足音が聞こえる時期になっていた。

「どうですか？　その後のぎっくり腰の調子は？」

三ヵ月ぶりというブランクがあるにも関わらず、相変わらず落ち着いた表情で質問を投げかけてくれる銅冶先生。

「さすがに今はもうなんともないです。最初の頃は痛かったんですが、湿布を貼って動かさずにいたら二週間ぐらいで自然に治ってきましたね。でも実は、ぎっくり腰のせいで一月の後半から二月の前半は体操をやめてしまいまして……。」

非常に言いづらい事実だが、仕方がない。説明をしているうちに宿題をやってこなかった学生のような気分になってくる。いやあ、バツが悪いなあ（汗）。

「あ、でも二月の後半ぐらいから徐々に開始して、今は毎日やってます！」

「肥後さん、なんで体操をやめちゃったの？」

怒ることもなく冷静に、僕の話を聞いてくれる銅治先生。

「最初はやってみたんです。でも先生、ぎっくり腰って腰の筋肉の炎症でしょ？　筋肉が腫れているときに体を動かすのはやっぱり良くないんじゃないかと思って。一回でやめちゃいました」

「そうでしたか」

うなずく銅治先生。何か考えているようだ。

「ちなみに体操をしたあとは、腰は痛くなりましたか？」

「いや、体操をしたせいで腰が痛くなったっていうことはなかった気がしますね。ただ、はじめる前もあとも、とにかく痛くてね～」

「そうでしたか……」と、ものすごく残念そうな銅治先生。

「先生、どうかされましたか？」

「実はそのぎっくり腰は、今までのヘルニアと無関係ではなかったんですよ」

「ええっ!?」

「今回の肥後さんのぎっくり腰の場合、おそらくトランクを持ち上げようとして中腰姿勢になったときに、椎間板に負担がかかって中身の髄核が少しずれたんだと思います。それで周りの筋肉も緊張が強くなり、筋肉が腫れて炎症が起きたように感じられたんでしょう。この椎間板のずれが神経に触れると、椎間板ヘルニアになるのですが、おそらく今回はそこまで大きなずれではなかった。実は**ぎっくり腰はまだその原因の大多数が医学的に解明されていないんですが、ヘルニアの一歩手前の椎間板のずれが原因ということも多いと考えられています**」

思わぬ展開に、ただ説明を聞き入るしかない僕である。

「今回の場合も、一度やって治らないからといってあきらめないで、ぎっくり腰が起きたあとにもう少し体操を続けていたら、痛みがスムーズに取れた可能性は高かったと思います」

なんということだ！

「絶対に動かさないほうがいいんだと、思い込んじゃってました！」

「確かに、そう思うのが一般的です。しかし、**体操をして痛みが増すわけでなければ、ぎっくり腰のあとでも体操をしても構わないのです。**むしろ積極的に体操をやって、**自分の力で治すことが私の腰痛治療の目的**ですから。でも肥後さんのようにクリニックでの指導を何回か経験された場合でも、なかなかこのあたりのニュアンスは伝わりにくいものなのですね。充分に伝えられなかった私も反省です」

続いていつもの足の力を測るテストだが、筋力は落ちていた。先生の指の力をなかなか足の指で払いのけることができない。昨年末には完治に近づいていた腰の治療が、また逆戻りしてしまったのだ……！

痛みに怖気《おじけ》づかずに体操をやっておけば良かった、なんて後悔してももう遅い。それにしても、良くなりかけていた段階でぎっくり腰だなんてほんとうについていない。

僕は銅冶先生に質問をしてみた。

「長いあいだの腰痛持ちですが、ぎっくり腰になったのは今回が生まれて初めてだったんですよ。先生、治療中に僕みたいにぎっくり腰になっちゃう人って、けっこういるんですか？」

すると銅冶先生は「そうですね。ある意味、典型的なケースかもしれません」というではないか。

「ある程度治療の段階が進んで長年の悩みだった腰痛がなくなると、身体の使い方にあまり気をつけなくても痛みを感じなくなる。要するに、油断しちゃうんですよね」

ドキッとした。

これは以前に、体操を張り切ってやりすぎて筋肉痛になったときにもいわれた言葉である。

「確かに腰の痛みが強かった頃には、痛みを悪化させないように、どんな小さな動きでもいちいち膝を折って腰に負担をかけないようにしてました。でも、最近はあまり気にしてなかったなあ〜」

「まあまあ。人間、楽をしたがる生き物ですからね」

「そうそう（笑）！　まさにそうです。メンドクサイなって」

「だけど、まだ中途半端な姿勢に耐えられる程、肥後さんの腰は回復してなかったということなんです」

「それで治りかけの椎間板が、またずれちゃったんですね」

「ですがそういうときこそ、リハビリを熱心にやって、自分で痛みを治して欲しいんです。少し後戻りしちゃったのは残念ですが、また体操を続けていけば回復しますから安心してください。万が一、再びぎっくり腰が出たときは、自己判断しないでクリニックに連絡してください」

その言葉を聞いて初めてほっとする僕。良かった……。

木下さんと会うのも約三ヵ月ぶりだ。にこやかな顔を見るなり、「今年の一月ぐらいから、不幸なケガの連続なんですよ〜！」と弱音を吐いてしまう僕。

「ぎっくり腰になっちゃいましたし、足の筋力もだいぶ弱っちゃいました」

「僕も心配してましたよ。先日、テレビの記者会見に出られてましたよね？昨年末に比べて腰回りの動きが固まってるんじゃないかなあって、気になってました」

「そうそう。ぎっくり腰のあとだからか、かばうような動きになっちゃってね。その後にやけどもしちゃったもんだから」

「やけどの場所はどこですか？」

「足です。身体を動かすと皮膚が動くじゃないですか。腰のこともあって神経質になっちゃって。やけどした皮膚も、体操で動かすと良くないんじゃないかと思っちゃいました」

「腰の体操なので、足のやけどのことは気にしなくても大丈夫ですよ」

「いや、あの……。正直なことをいうと、ぎっくり腰ですっかり体操する気持ちが萎《な》えちゃって。ずっとじっとしてました」

「う〜ん。順調に来てたんですけどねえ」と、残念そうな木下さん。

すみません！

「今日は、今までよりも少し前に戻ったリハビリをやっていきましょう」

木下さんに促されて立ち上がり、その姿勢のまま身体を前後に曲げ、さらにお尻を左右に動かす。このリハビリではすっかりおなじみの前後屈&お尻の横の動きだ。僕の動きに合わせて、身体のゆがみを真剣な顔でチェックする木下さん。

「先ほど診察室で行った親指を反らす筋力チェックを、もう一度やってみましょう」

僕の左足の親指に木下さんが手で圧力をかける。先ほど銅冶先生にやってもらったのと同じで、やっぱりほとんど抵抗できない。

「ああ、僕の指、もっていかれちゃいますね〜」

「先ほどチェックした様子では、腰の動きや硬さは、前回までとあまり変わりはない様子でした。ただし前までは、横の傾きが入っていなかったような気がしますね。前に曲げるときは体全体が右側に、逆にうしろに反らすときは体全体が左側に傾いていています」

「自分じゃ、全然わからないですよ」

「ほんのちょっとだけですからね。最近は体操をやってますか?」

「はい。もう腰は痛くなくなっているんで」

「じゃあ、次はベッドの上にうつ伏せになって。反らす体操をやってみてください」

ベッドの上で腰を反らせたあと、立ち上がり、前屈・後屈の動きをチェックする。続いてまたベッドにうつ伏せになり、身体をうしろに反らしていく。

体操を終えたあと、もう一度両足の親指に力を入れて、左右の足の抵抗力を測ってもらう。するとほんの少しだが、木下さんの手の力に抵抗することができた。

「さっきよりも力が入るようになりましたね」

もう一度、前屈の姿勢を取った。こちらも気のせいか、最初にやったときよりも前に伸ばした両腕が床につきやすくなっているのを感じた。

「腰の痛みはありませんか？」と木下さん。

「大丈夫そうです」

「ところでぎっくり腰をやったときに、トランクを持っていたのは右手ですか？」

「右だったと思います」

「右手でトランクをぐっとつかんだときに、椎間板の左に負担がかかって、ぎっくり腰になったのかもしれません。背中をしっかり反らして椎間板のゆがみを矯正していけば、足の力も回復すると思います。それと、しばらくは再発予防でやっていた体を前に曲げる運動はやめておきましょう。もう少し落ち着いてから再開します」


続いては肩だが、こちらは腰と違ってトラブルもなかったので、すこぶる順調。体操も最近では一日二回ほどやっていたのだが、一日一回でもＯＫとのこと。

最後に、またぎっくり腰になったときのための体操を教わった。

「うつ伏せになって胸の下にクッションをおき、肘を立てて、じわーっ

と上体を反らせるポーズを取ってみてください。絶対に無理をせず、ゆっくり反らしてくださいね。ぎっくり腰の強い痛みも、この動きで治まってくると思います」

治療が後戻りしてしまったのは残念だが、次に痛みが出たときは体操を続ければ自分で治せることがわかって、ほっとした気持ちになった。

ぎっくり腰になったときの体操

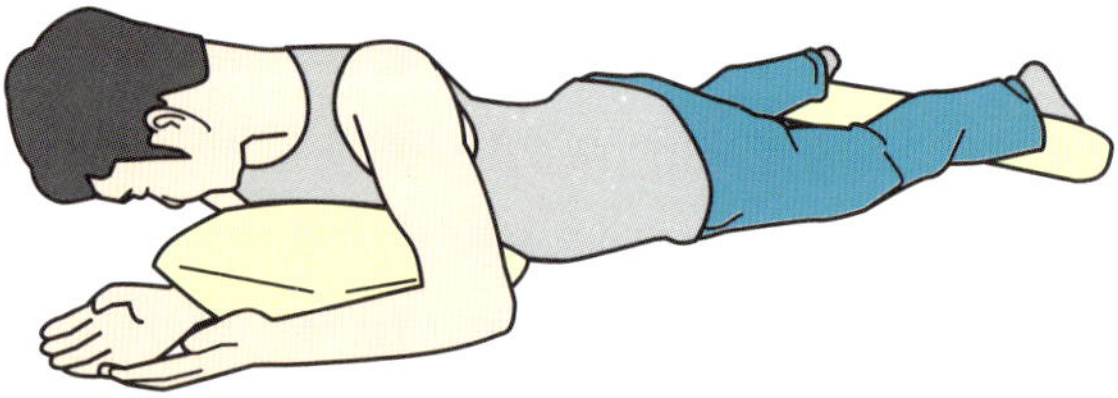

1 うつ伏せになり、胸の下にクッションをおく。両腕は肘を曲げ、手の位置は顔の横にくるようにする。

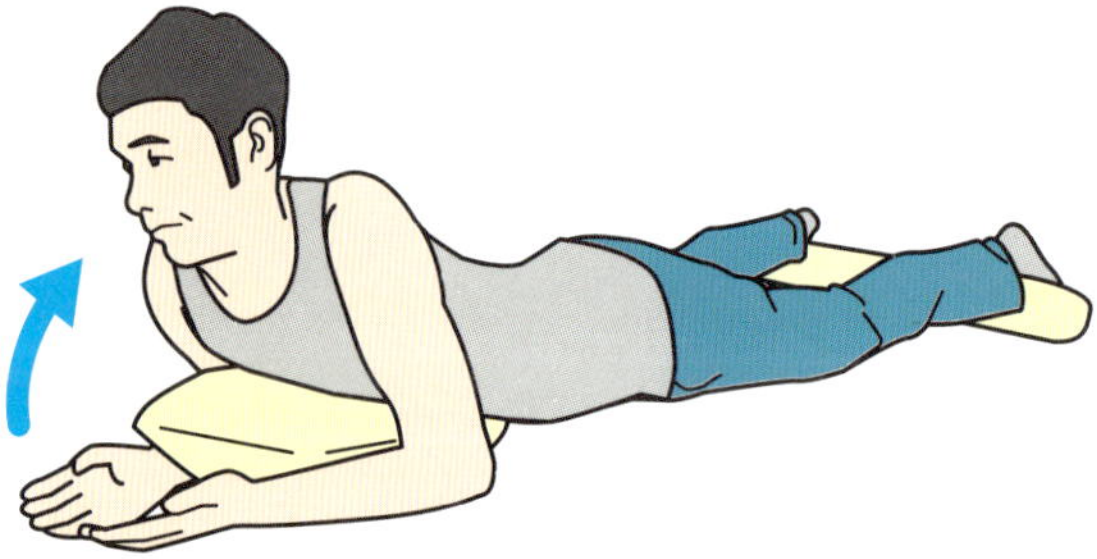

2 肘を立てて、体をゆっくりと反らしていく。5回1セットで1時間おきくらいにやる。

CHAPTER 4

予防体操の再開

TODAY IS

二〇一二年四月一九日

前回指導されたとおりに、反る体操を再び集中して続けたせいか、桜の季節が過ぎた頃には、僕の腰の調子もぎっくり腰を起こす前に戻ってきていた。銅冶先生の前で経過を報告するときも、先月とは打って変わって心が軽い。早速、定番となった足の親指反らしの筋力チェックをやってもらうと、この日は先生からの抵抗をしっかりと跳ね返すことができた！

「足の筋力、戻ってきましたね」と銅冶先生も満足気だ。

「肥後さんの腰は、もう完治まで八合目ぐらいのところまで来ていますよ」

なんと、前回までのぎっくり腰騒動から大きな変化！　一度は見失いかけていた腰痛完治というゴールが、一気に目の前に現れてきたような気分だ。

「中止してしまった再発予防の体操を再開して、そのまま問題ないことを確認すれば、あと数回で治療は終了となるでしょう」

やったー！　と思いつつも……。

「あと数回って、実際にはまだ何回か通う必要があるんですね」

正直なところ、最初の頃に感じていた痛みやしびれの感覚は、とっくになくなっている。

「もう大丈夫なんじゃないの?」という気持ちが沸き起こってきたのだが……?

「確かに痛みや麻痺が取れた段階を、腰痛治療のゴールとすることは、多いかもしれません」と、銅治先生。

「でも大事なのは、今の肥後さんのように八割方完治した状態からの、あと一歩なんです!」

「といいますと?」

「今ではだいぶ痛みなく動かせるようになっている肥後さんの腰ですが、だからといってどんな動きにも耐えられるわけではありません。まだ硬さは残っていますからね。日常生活では大丈夫そうに思えても、たとえばスポーツをすると痛くなってきてしまうとか……」

そういえば、思い当たることがあった。

「このあいだ野球をやったんですが、途中から腰が重くなってきたなあ〜」

「かもしれませんね。**硬さが残っている今の段階で治療を終了しても、腰痛が再発する可能性はまだ残っています。痛みを取るための反らす**

体操のほかに、前や横に曲げる体操も行ない、背骨の動きを完全に柔らかくして、どんな動きをしても少々のことでは椎間板がずれないようにしていく、それが私の目指している完治なんです」

つまり、まだ油断するなということなのだ。

「今日も体操のやり方をしっかり確認して帰ってください。あと一歩のところまで来てますから、がんばりましょう！」

リハビリ室でも、いつもどおりに腰の動きのチェックからスタートだ。前後左右に体を動かす僕を見て、木下さんが「先月に比べて左右の差が減りましたよ」と言ってくれた。

「立ち姿勢から腰をうしろに反らす動きを見ても、今日はまっすぐに反れていますね。腰の柔軟性が順調に戻ってきている証拠です

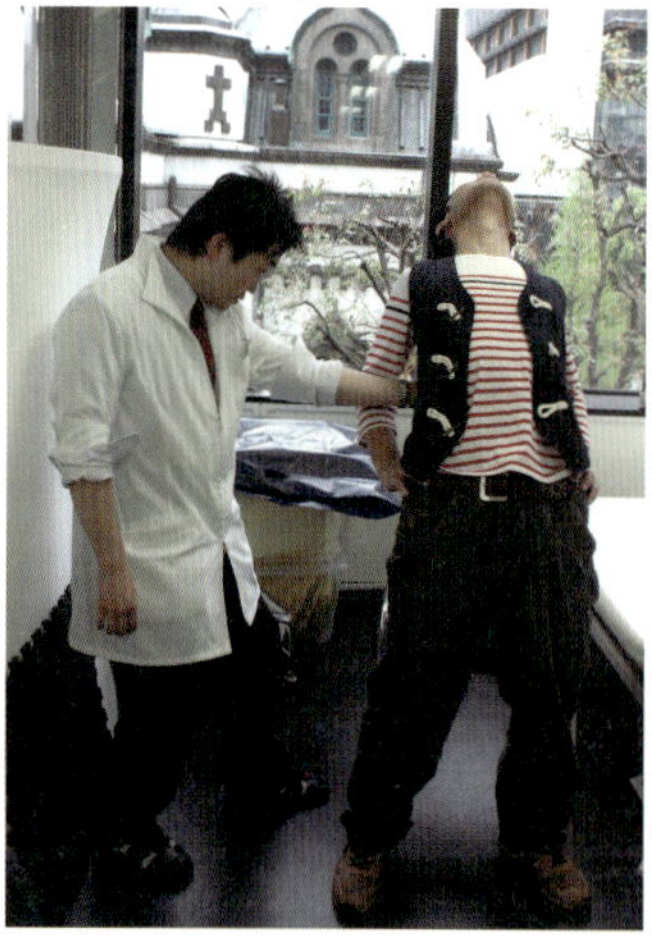

よ！」

続いて、反らす体操の確認に入る。

「前回はぎっくり腰のあとということもあり、〝より深く反らして欲しい〟というお願いをしました。その後ご自宅ではどうやって体操されていましたか？　胸の下に高さのあるクッションみたいなものを入れていましたか？」

「はい。今はクッションを胸の下において、支えにしています」

「なるほど。じゃあ今日は同じようにクッションを置いてみますね。この状態から反る体操を一〇回繰り返してみてください」

ベッドの上にうつ伏せになり、いつもどおりにせっせと体を反らしてみる。

僕の体の動きを見て、「動きに硬さがありますね」と木下さん。

そうなのだ。治療を初めて半年以上。実はいまだに、この体操のキモである〝力を抜いて腰を反らす〟という動きが、しっかりできてない気がする。

「腰に柔らかさがある人の場合は、体をあげるだけで背骨が綺麗に反っていくんですが、肥後さんの場合は、体をあげたときに腰がまっすぐのままになって、充分に反らないんです」

「背骨の問題なんですか？」

「そうですね。腰椎の関節がまだほぐれてないので、背筋を無理やり使うことになり、背骨がますます硬くなっています。腰全体に柔らかさをつけて、もう少し自然に反りができるようにしたいですね」

そう言うと木下さんは、うつ伏せになっている僕の、骨盤を押さえた。

「この状態で、反る体操をやっていただけますか?」

骨盤をガッチリ固定されているせいか、さっきよりも動かしやすい。

「痛みはありますか?」

「大丈夫です」

「ではあと三回〜!」

木下さんの掛け声に合わせて、僕は黙々と背中を反らした。

これが正直なところ、けっこう気持ち良かったのだ!

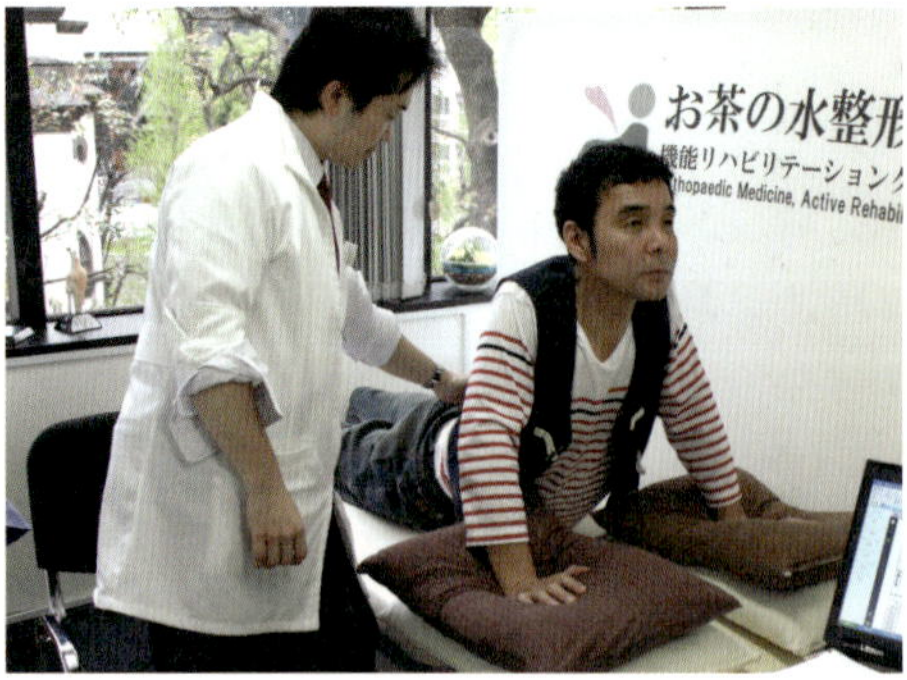

「ご自宅で体操をされるときも、家族の方に体を押さえていただくといいと思います」と木下さん。

納得である。**反らす動きは、基本は一人でできる体操だが、僕みたいに背骨が硬い人や、どうしても力を抜いて体操できない人は、誰かに補助してもらったほうがいいかもしれない。**

さらにこの一ヵ月の間ストップしていた、再発予防のための体を前に曲げる体操を行なった。こちらも痛みなくできたので、再開しても大丈夫という判断がなされる。

ぎっくり腰の前の治療メニューに戻った！

肩・首も引き続き経過は順調で、体操の追加や変更はナシ。

そしてこの日は、寝ているときの首の姿勢も改善しようということで、いくつ

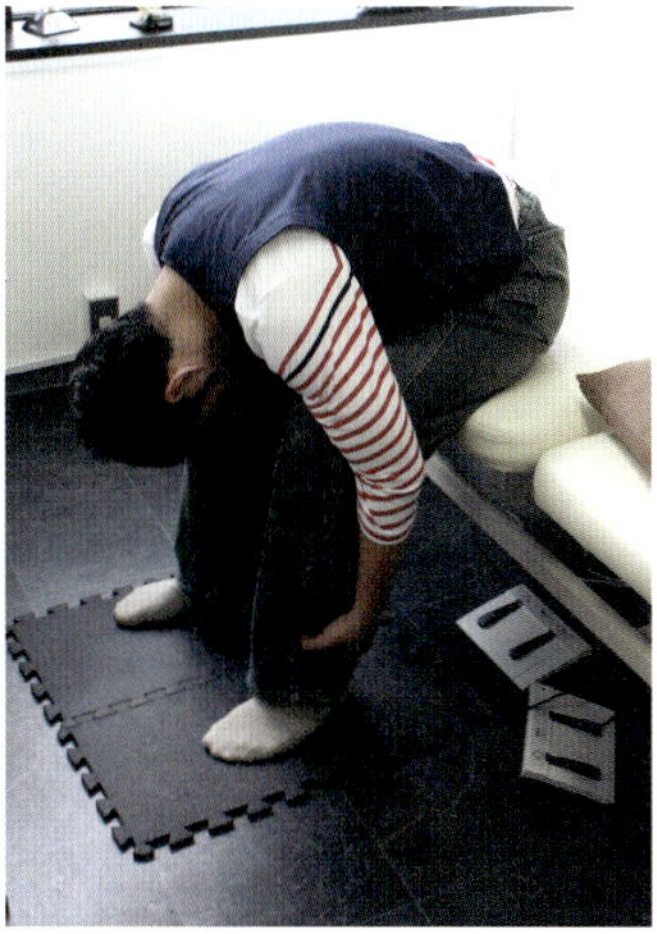

かのパーツを組み合わせて、僕の首に心地よい高さのオリジナル枕を作った。今晩寝るのが楽しみだ。

以前にオーダーした靴もできていたので、履き心地などを確認して受け取り、今回の診察は終了。

てんこ盛りの治療だったが、毎日の生活の中にも、予防のアイテムが揃ってきたようで心強い。

いよいよ完治まで、ラストスパートだ！

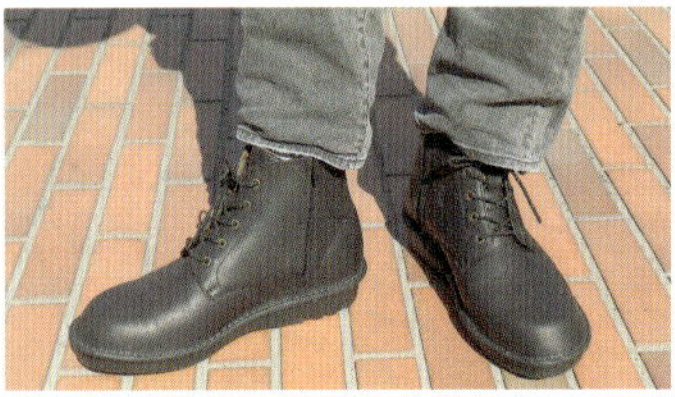

昔からブーツに憧れがありましたが、ブーツは履いてみると、足が痛くなる! 重い！ 疲れる! 結果、腰が痛くなる！ でした。だけど、このブーツは足と一体化して……どんなに歩いても痛くない！ 疲れない！ 腰が楽々! 自然と歩く姿もカッコいい！ ランウェイをウォーキングするモデルのようです！ 今度、休みの日には、近所をブーツにショートパンツで散歩します。職務質問されるかなぁ～笑。

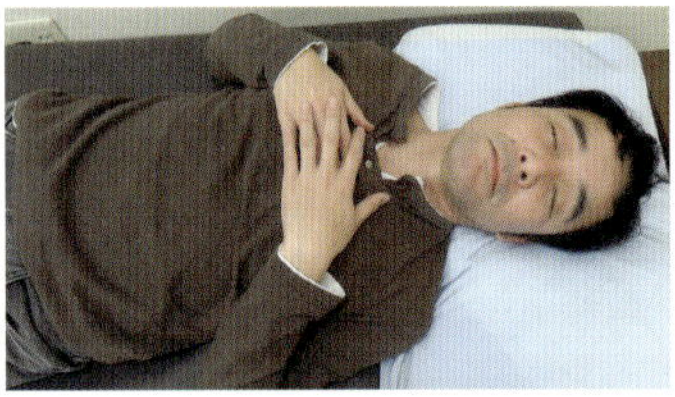

初めて自分のサイズを測って枕を作りました。測る時、正直サイズが分かりませんでした。先生のアドバイスで完成した枕。使ってビックリ！ 寝起きが良い！ 肩が、首が楽々！ 短い睡眠時間ですがスッキリ！ つまり、深い睡眠だったのかなぁ?

コラム④ 枕は高いほうがいい？ 低いほうがいい？

人間は本来、枕が低めでも楽に寝ることができる。だが、たとえば猫背の姿勢を続けていると、あごが前に出た状態で首が固まるので、横になって眠るときに高めの枕を好んで使うようになる傾向がある。これは首や肩の柔軟性が減っている証拠だ。「朝起きると首が痛い」という人もいるが、この場合、寝ている間の姿勢を自分で正すのは難しいので、まずは昼間の姿勢に気をつけたり、寝る前に首の体操をしたりするなどの意識が大切となる。それでも首の痛みが改善しないときは、寝具や枕を調整することがある。頸椎の弯曲を支えることができ、頭の高さを仰向けと横向きの状態で調節できる枕が望ましいのだが、残念ながらそこまで対応できる市販の枕はほとんどない。どうしても枕が合わない人は、バスタオルを丸めたり重ねたりして、自分に合ったオリジナルの枕を作ることを考えたい。

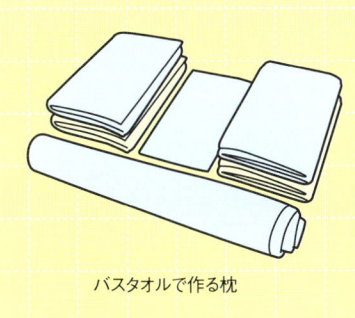

バスタオルで作る枕

二〇一二年五月二三日

五月に入ってからは芝居の稽古に明け暮れていた。これは志村《しむら》けんさんが、〇六年から主催・主演している『志村魂』という舞台公演のための練習で、おなじみ『バカ殿様』のショートコント、志村さんの三味線《しゃみせん》演奏や人情物のお芝居などからなる豪華なステージである。

ありがたいことに僕たちダチョウ倶楽部の三人も、毎年舞台のメンバーとして、コントやお芝居に参加させていただいている。腰の痛みがほぼなくなった今となっては、例年以上に稽古に気合が入る日々なのだが、それでも僕はある不安にかられていた。腰痛治療の卒業も目前ということで、今回の診察では稽古中の不安を銅冶先生にぜひ聞いてみたいと思った。

久しぶりにお茶の水整形外科を訪れると、銅冶先生はいつもどおりの穏やかな表情で、僕を迎え入れてくれた。診察がはじまり、足の筋力をチェックしたところで、「もう足の力はほとんど大丈夫ですね。順調に進めば次回の診療で卒業できるかもしれませんよ」と、まさかの卒業間近宣言が！

うれしい！　が、今日の僕にはある不安要素がありまして……。

「先生、今僕ね、お芝居の稽古中なんですが、実は僕の演じる役で大きな荷物を持つシーンがあるんです」

「そうですか」

銅冶先生の表情がピクリと動いた。

「とは言っても、芝居の小道具なので、荷物自体は実際には軽いものなんですけれどもね。ところがこの、〃重そうに持つ〃っていう動作が意外と強敵でして……」

「確かに腰をかばって、いい姿勢で荷物を持ち上げたら、お客さんからは重そうに見えないでしょうね。中腰の姿勢で無理やり持ち上げたほうが、お芝居の表現としてはリアルな感じになるでしょうか?」

さすがに鋭い。

「そうなんです! 実際に役者の方に聞いたら『重い荷物を持つときはまだいいが、軽い荷物を重そうに持つ演技は、腰に負担がかかる』といわれましてね。それでまた腰の痛みがぶり返して、ぎっくり腰にならないか心配なんですよ。確かにポーズを取ってみると、一瞬だけですがやっぱり腰が痛くなっちゃって」

「なるほどね」とうなずく銅冶先生。

「今は、体操はどれぐらいのペースでやっていますか？」

「一日四〜五セットですかね。もう普段の生活の中で腰の痛みや重さを感じることはほぼないです」

「そうですか……」と何か考えているような様子の銅冶先生。

もしかしたら「その動きはやめたほうがいい」と言い出すのではないか。

「肥後さん、もしかしたらこれはいいチャンスかもしれません」

「いいチャンス？」

先生からの思いがけない返事に、僕は驚いた。

「**今回のお芝居は、腰痛治療卒業の最終試験のつもりで考えてみてください。**現在体操は普段の生活の中でやられているということでしたが、中腰姿勢になる演技の前後にも、反らす体操を必ずしてください。舞台の袖《そで》や楽屋などでも簡単にできるはずです。しっかり体操をして腰をいい状態にして、痛みが出ることなくお芝居も続けていくことができれば、今後の日常生活も心配なくやっていけると思いますよ。いよいよあと少しです、乗り切ってみましょう！」

なるほど！

「これで問題なければ、この夏には卒業ですね」

僕を見つめる銅治先生の顔に、笑顔が浮かんでいる。

ゴールが、いよいよ目前に迫ってきた。

リハビリでいつもどおりに体のゆがみや腰や肩の動き方のチェックをしたあと、立って腰を反らす体操を見てもらった。これこそ舞台の袖にいても簡単にできる体操だ。

「反らすときに腰に添えている手の位置を、少しずつずらしてみましょうか」と木下さん。

そういえば、この立ったままでの動きをする際、僕はいつも同じ場所に手を当てて、うしろに反らせていた気がする。

「まず腰の一番下の位置で手を押さえて二〜三回反らす。次はその少し上の位置に手をずらして二〜三回反らす。さらにまた少し上の位置で支えて二〜三回と、腰全体の関節をまんべんなく反らせるようにするといいですね」

立って反らせる体操の応用

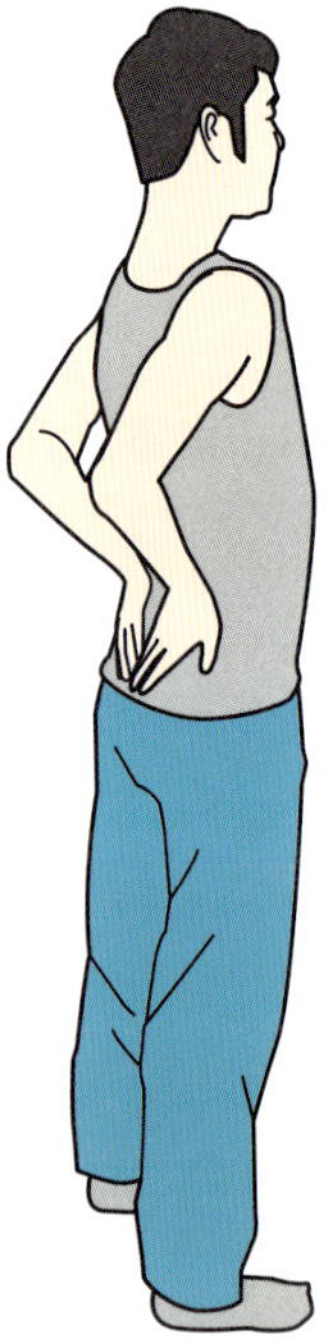

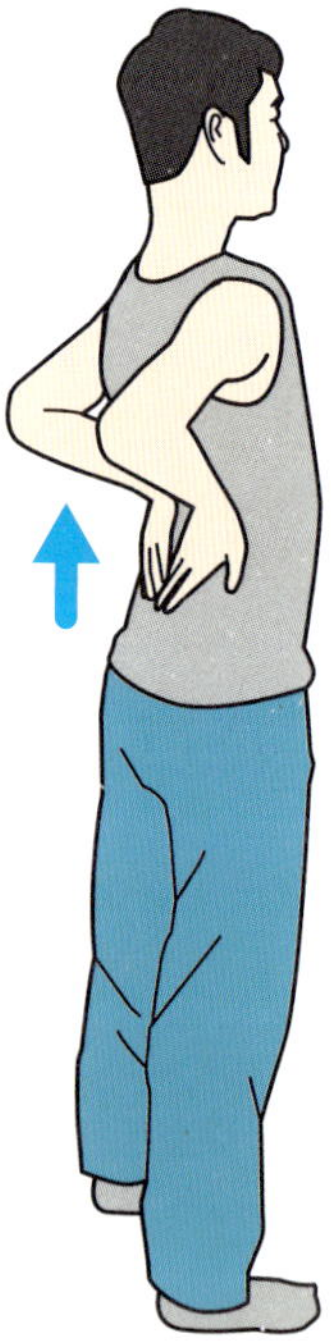

1 両手で支え、腰の一番下の位置を支えて、腰を反らす。

2 手の位置を少しずつ上にずらし、腰全体を反らせるようにする。10回1セットで3時間おきくらいにやる。

この反らす動きをはじめてから一年近くが経ち、自分でもだいぶうまくできるようになってきたと思うものの、疑問も湧きつつある。

「今、お芝居で一緒に稽古をしているダンサーの子がいるんですが、彼女はものすごい角度で背中を反らすんです。もう、すごいんですよ！　しかも反らした姿勢をずっとキープしている。僕もこれから反らす体操をずっと続けたら、彼女みたいに柔らかい身体になれるんでしょうかね？」

「う〜ん。どうでしょう」

木下さんは苦笑いだ。

「以前にダンスの先生にお話をうかがったことがあるのですが、ダンサーの方は、もともと関節の動く範囲が普通の人よりも大きいようで、一般の方とは異なった体質を持っているからプロになれると言ってました」

「じゃあ、彼女たちのマネをして、体を伸ばしたり反らしたりすると？」

「脱臼《だっきゅう》すると思います」

「脱臼！」

ハハハ！　……って、笑えませんよね。

そしてしつこいようだけれども、**この体操のキモは、体の余分な力を**

抜いて、できる範囲で腰を反らせることなのだった。

続いて、再発予防のための腰を曲げる体操の確認。

さらに前回、前々回と問題なくやれていた首・肩の動きをもう一度確認してもらう。こちらは完治に近づいているようだ。しかし、左肩をあげたときに比べると、まだほんの少しだけ右肩に残る動きの硬さ。これを楽にする体操を教えてもらった。左手で右の首のつけ根の骨を押さえて下に押し下げながら右側の首と肩を固定し、その状態から首をうしろに引いていくという動きだ。とはいえ、〝つけ根の部分〟といわれても、と思われる方も多いだろう。そこで木下さんがリハビリ室にある、人体の骨格標本を手に、押すポイントを教えてくれた。

教わった箇所を手で抑え、首をうしろに引く体操を一〇回やってみる。

「さっきは右肩がすっきり

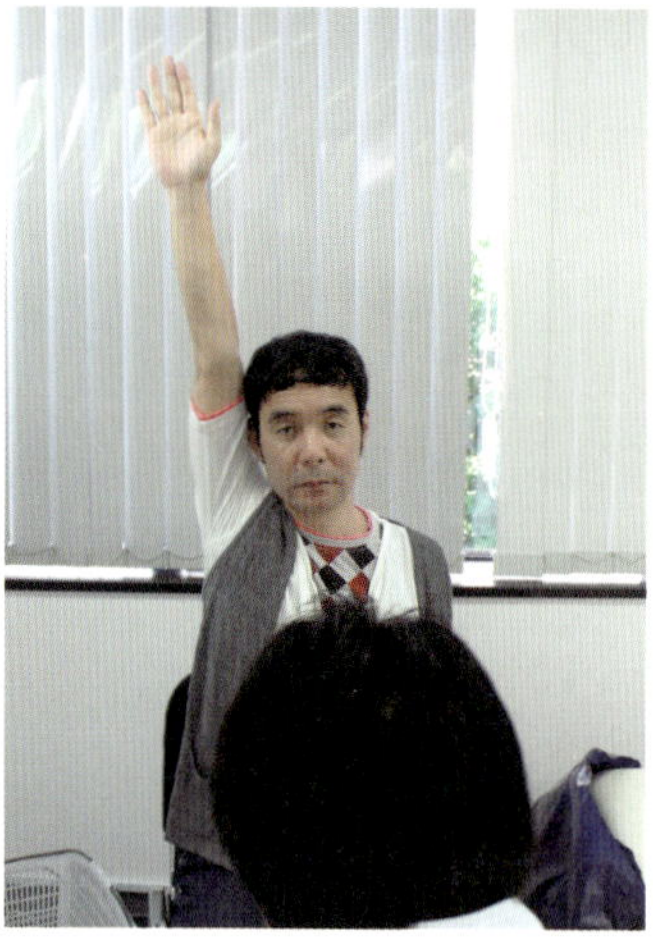

しない感じだったけど、なんだか詰まりが取れた気がするぞ！」

「反応が早いですね～！」木下さんも満足気だ。

クリニックへ通い始めた頃、あげるのがあれだけ苦痛だった肩も、気がついたらもうほとんど問題なく動かせるようになっている。

それにしても自分でできる体操で、肩や腰にこんなに変化が出るなんて。

「**腰だけではなく肩の体操もまめに続けてくださいね。続けないと、体はもとに戻ろうとしちゃいますから**」と木下さん。

「ところで肥後さん。『すっきりしない』って、北海道の言葉でなんていうかご存知ですか？」

おっと！　いきなりのネタふりですか？

僕は沖縄県の出身である。

「さあ……？」

「北海道だと『いずい』っていうんで

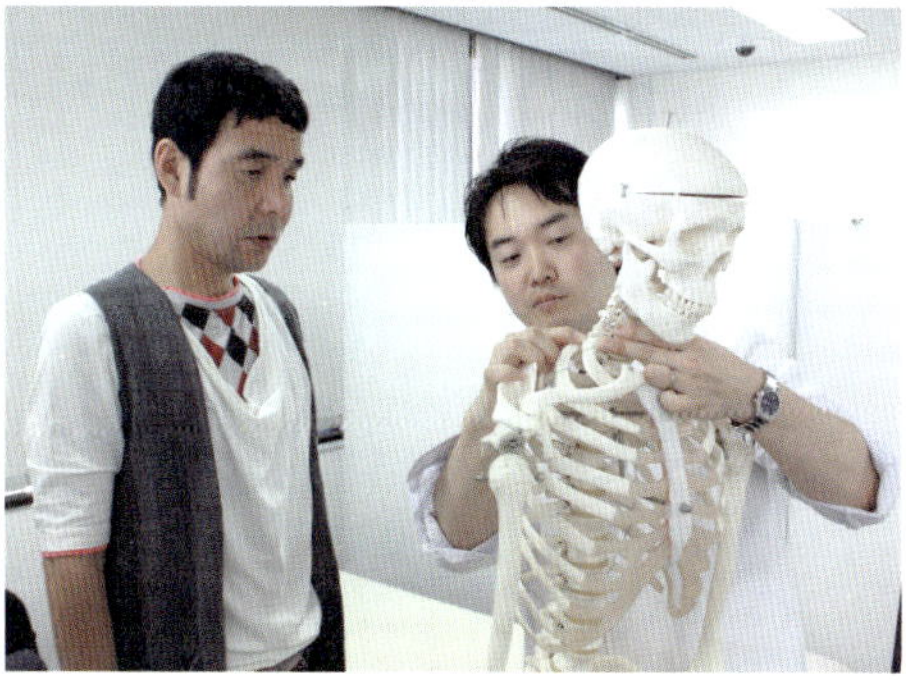

すよ。『腰や肩がいずい（すっきりしない）』とかって使い方をするんですよね」

東京は御茶ノ水のクリニックで、なぜいきなり北海道ネタ！　と思ったら、実は木下さんは北海道の大学で理学療法を学び、数年前までは道内の病院に勤務されていたのだとか。

「『いずい』、肥後さんも使ってみてくださいね」

「ハハハ！　そうですか、いずいかあ〜」

リハビリの終わり際にこんなほっこりした世間話ができるほど、僕の腰や肩は、問題がなくなっていた。

だがクリニックでの治療を卒業するということは、いよいよ「自分で自分の体を治す」生活が本格的にはじまることも意味する。**どんなに簡単で痛みが取れる体操だって、結局は自分でやらないと意味がないのだ。**そう思うと、卒業に向けていよいよ気持ちが引き締まってきた。

CHAPTER 5

自分で治す生活で、さらば腰痛！

TODAY IS

二〇一二年七月二五日

舞台の公演中は全国各地を移動する生活で、クリニックともすっかりご無沙汰だった。というわけで季節はもう暑い盛りだ。久しぶりに診察室に入ると早速、銅冶先生からの「肥後さん、腰は大丈夫でしたか?」との問診である。

おかげさまであれから一ヵ月にわたる公演中も、腰に痛みを感じることも、冬場に体験したようなぎっくり腰にもなることなく、無事に芝居を終えることができた。

「今はどうですか? お芝居が終わって普通の生活に戻ってからも、腰の痛みや足のしびれは出てないですか?」

「そうですね。ほとんどないです」

笑顔になる銅冶先生。いつものように僕の足の親指の上に力を加え、筋力を検査する。

「力、入るようになりましたね」

「はい!」

「**足の筋力が、完全に戻っている**と思います」

「ということは……？」

銅治先生が笑顔で応えてくれた。

「**ヘルニアによる神経麻痺が治った**ということです」

「ほんとうですかー!?」

イヤッタアー！　ここまで読んでくれたみなさん、ついに僕の二〇年来のヘルニアが完治したのです。と言いつつも、まだ僕自身にもあまり実感が湧いてこない。

だけどひとつだけ言えるのは、この一ヵ月間、腰に負担がかかる姿勢を続けても、体操で乗り切れたこと。そして、二〇年以上も共存し続けていた腰の痛みや足のしびれが、この何ヶ月の間で消えてしまったのだ。

「リハビリは今日で終了となりますが、これから自分でできるチェック法をお伝えします。あとは再発予防の体操と姿勢や動作をもう一度確認していきましょう。**ご自宅や職場でも体操を続けていけば、今後も痛みなく生活していける**と思いますよ」

最終回のリハビリは、自分で自分の状態をチェックする方法を中心に教えてもらった。今までのリハビリの中で木下さんの指示を受けながら行なっていた動きが中心だが、これらを体操の前後に行なうことで、体操が効いているかどうかの目安になるのだ。

この本を読んでくださっているみなさんも、ご自分で体操を続けていくために、ぜひ僕と一緒に確認してみてください。

ではまずは腰から！

「両足を開いて床に立っている姿勢から、手を前に出して前屈してください。身体を戻したら、腰に手を当ててうしろに反らして。いいですね」と木下さん。

反らした腰を前に戻し、再びまっすぐ立つと、今度は木下さんが今度は僕の正面に立ち、両肩を手で押さえた。

「ではこの状態のまま、お尻だけを左横方向に突き出してみてください」

「はい、次は右です」

どちらも難なく動かすことができた。

僕の一連の腰の動きを見て、「いいですね」と木下さん。

「特に前屈の動きは、今までは床に手を伸ばしたときに、左右の手の高さの差が五センチぐらいあったんですが、今は三センチぐらいに差が減りましたね。まだ左右の差はあるんですが、これぐらいなら気にならないでしょう。うしろには、三〇～四〇度ぐらいの角度で反れていますね。ただ、前から見ると少し左に身体が偏って反っているので、まだ左側の腰に若干の硬さがはありますね。体操をさぼるとまた腰が痛くなる可能性はありますね」

「へえ～。自分では全然自覚がないな～」

木下さんと話ながらもう一度軽く腰を反らしてみるが、左右の差はまったく感じられない。

続いては首と肩だ。椅子に腰掛け、シャツを脱いで真っ赤なタンクトップ姿になる僕。

「首を下に曲げてください。痛みはありますか？」

「ありません」

「では、うしろに反らしてください」

こちらも特に痛みはない。

腰の前屈と後屈のチェック

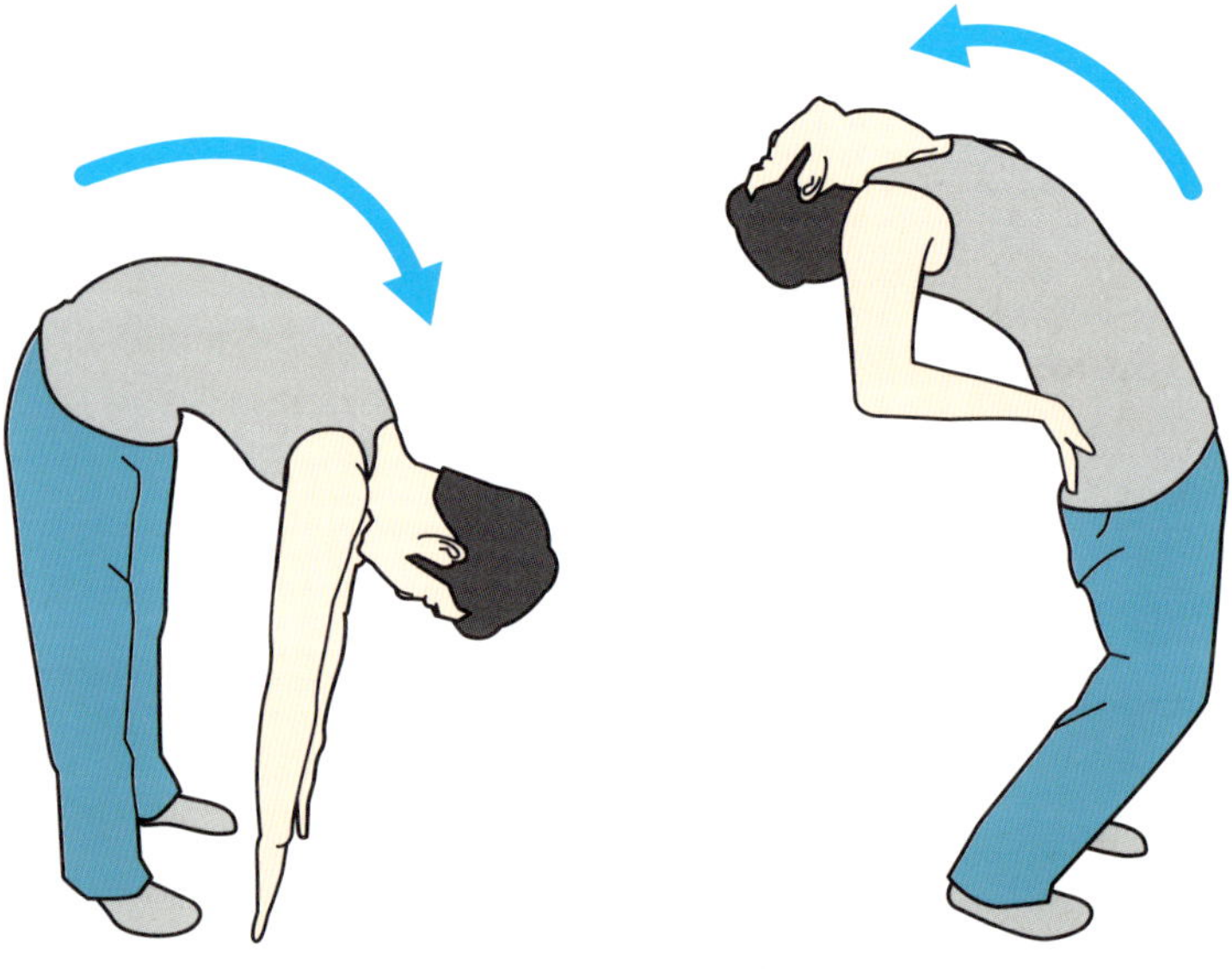

1 両足を肩幅に開いて立ち、手を床につけるように前屈する。

2 腰に両手を沿えて床に立ち、上体をうしろに反らせる。

※腰を前後に曲げたときに、硬さや痛みがないかを確認する。

腰の左右の動きのチェック

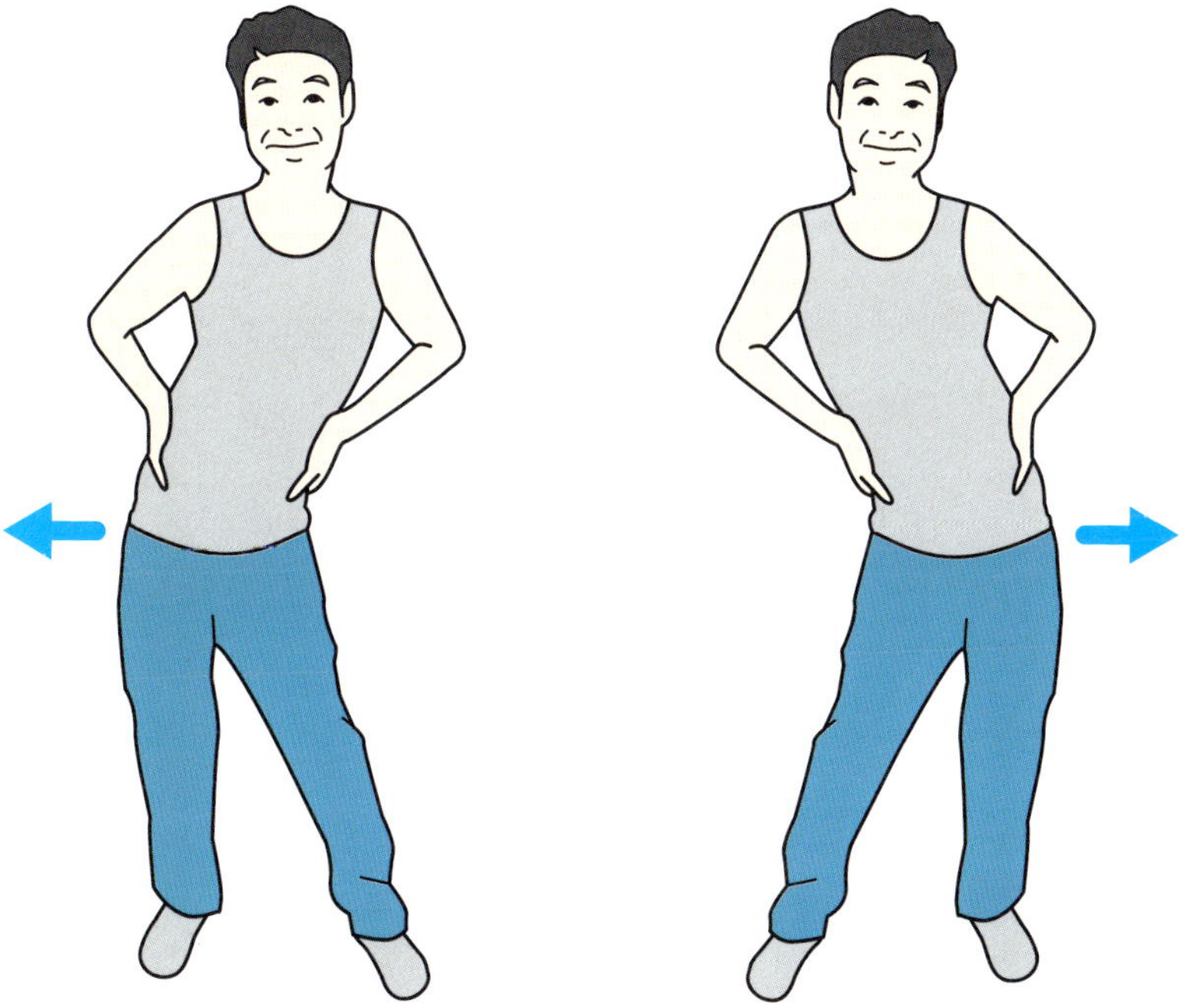

1 両足を肩幅に開いて立ち、お尻を右横方向にゆっくりと曲げる。曲げきったと思ったら、ゆっくりと戻す。

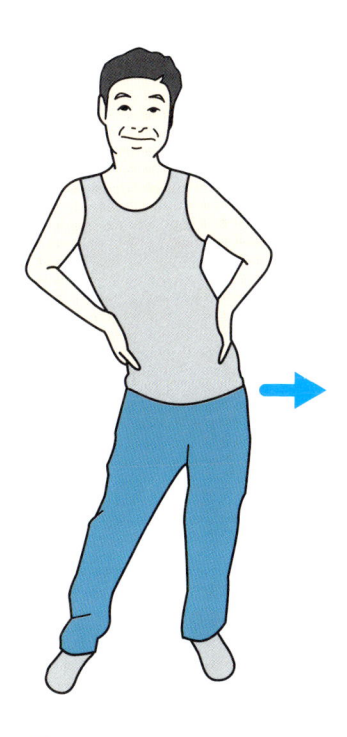

2 今度はお尻を左横方向に向かってゆっくりと曲げる。曲げきったと思ったら、ゆっくりと戻す。

※腰の動きの左右差や、硬さや痛みがないかを確認する。

「もう一度うしろに曲げてください。少し硬いかな……？」

木下さんがうしろに立ち、僕の首筋に手をやる。

「では首を右にかしげてみてください。痛みや詰まりはありますか？」

「特にないですね」

「じゃあ左に。こちらに痛みや詰まりはありますか？」

「ないです」

「じゃあもう一度、首を右にかしげてみてください」と木下さん。

「どうですか？　左側をかしげたときと比べると違和感はありますか？」

そう言われてみると……。

「ウ～ン。若干引っかかりがあるような気がするかな？」

「こうやって見ていても、右側にほんの少し引っかかりある動き方をしていますね。今度は首を右に回して振り向いてみてください。はい。ＯＫです。じゃあ、次は左方向へ。これはどうですか？」

「う～ん。これは左側のうしろへ振り向いたときが、若干引っかかるような……。どうなんでしょう？」

「回したときに、どの辺が引っかかりますか？」

「左側のスジ、というんでしょうかね」

と、僕は右手で首筋の左側をぽんぽんと軽く叩いてみせた。

「左ですか。振り向く角度が、右側よりもちょっと少ないかもしれませんね」

「首を振り向く動きをしたときの右と左の角度って、けっこう違うものなんでしょうか？」

「そうですね。日常の身体の使い方にもよっても変わってきますよ。たとえばオフィスの配置で右側が壁の席に座っていたとすれば、左向きにばかり首を回すことになるでしょうしね」

「そうか。まあ、そうですよね」

「もちろん、首が左右に同じぐらいの角度で回るのが理想です。**今後痛みを起こさないためにも、時々は首を振り向く動きをやってみて、ご自身の首が左右のどちら側に偏りやすいか、というのを知っておくといいですね。体操でゆがみを治すときのモチベーションにもなります**」

「なるほど〜、わかりました！」

「今度は手をあげる動きを見ましょう。右手を前にあげてください。何かありますか？」

すんなりと右手を持ち上げることができた。

「特に問題ないです」

「じゃあ、横にあげてみてください。いいですね。じゃあ腕を下ろしてわきを引き、今度はうしろに腕をあげてください。どうですか?」

「大丈夫そうです」

「次は、もう一度左手を横から頭上まで高くあげてみてください。右手も同じように。これは前回、少し詰まりのあった動きですが……」

木下さんの指示に応えて、僕は腕をあげる。

「いいですね。全体的に前回よりも、腕がスムーズにあげられるようになっています」

「そうですね。自分でも動かせているなって感じました」

「腰と首・肩の動きを全体的にチェックしてみると、今日の時点で気になるのは、腰を反らすときに左右のバランスに偏りが見られるのと、首を曲げたときの動きに少しだけ硬さが残っているのと、同じく首を振り向いたときに若干の左右差があるぐらいですね。今日の体の状態を覚えていていただいて、

首の前屈と後屈のチェック

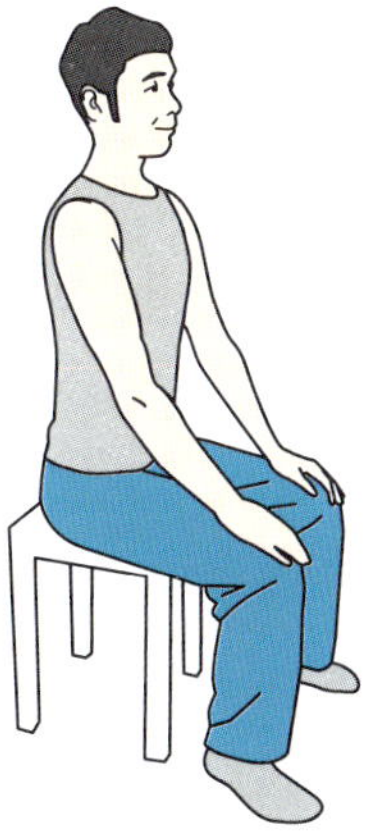

1 椅子に腰掛けて姿勢を正す。

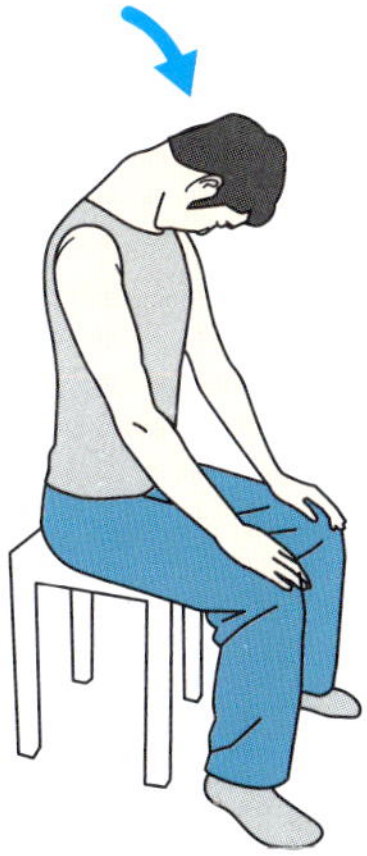

2 首をゆっくりと前に曲げる。

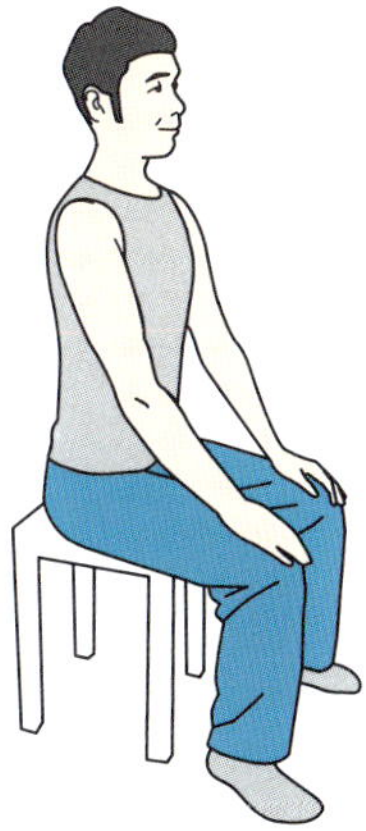

3 曲げきったらゆっくりと元へと戻す。

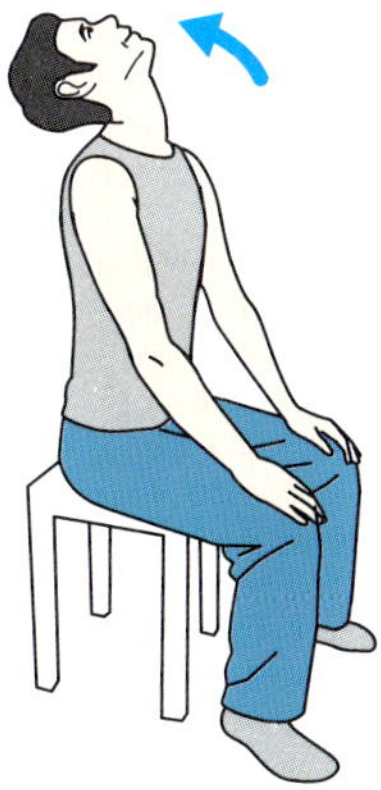

4 首をゆっくりとうしろに反らす。

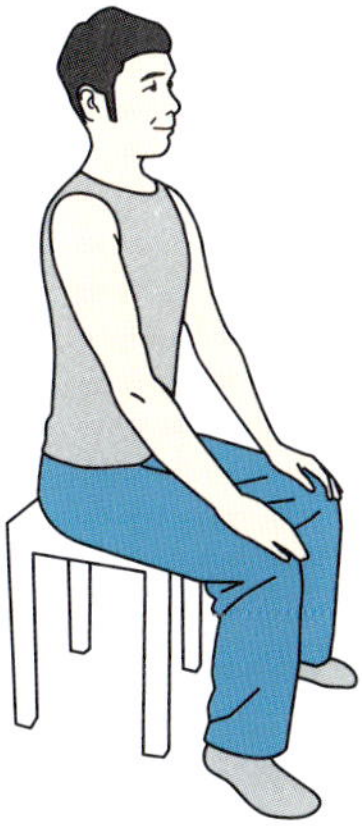

5 反らしきったらゆっくりと元へと戻す。

※首を前後に曲げたときに、硬さや痛みがないかを確認する。

首の左右への傾けのチェック

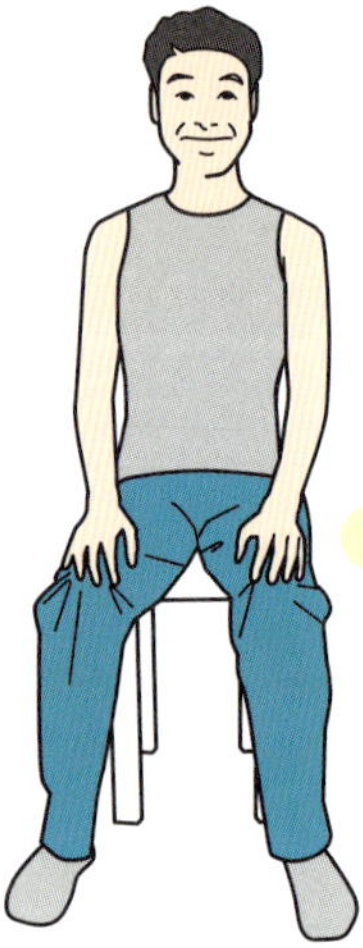

1 椅子に腰掛けて
姿勢を正す。

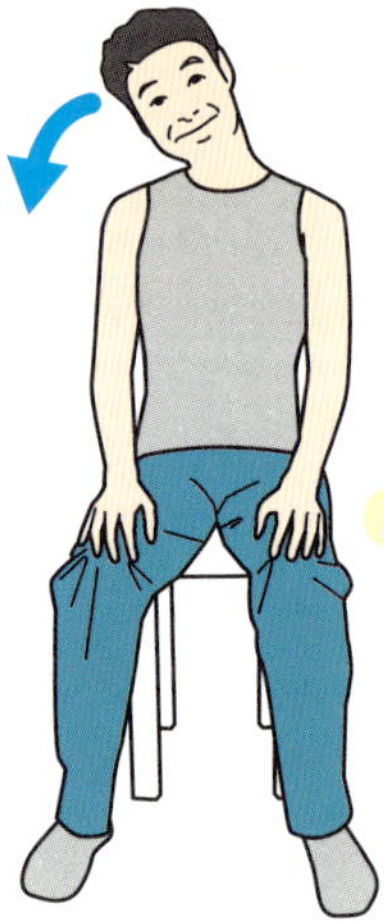

2 首をゆっくりと
右側に傾ける。

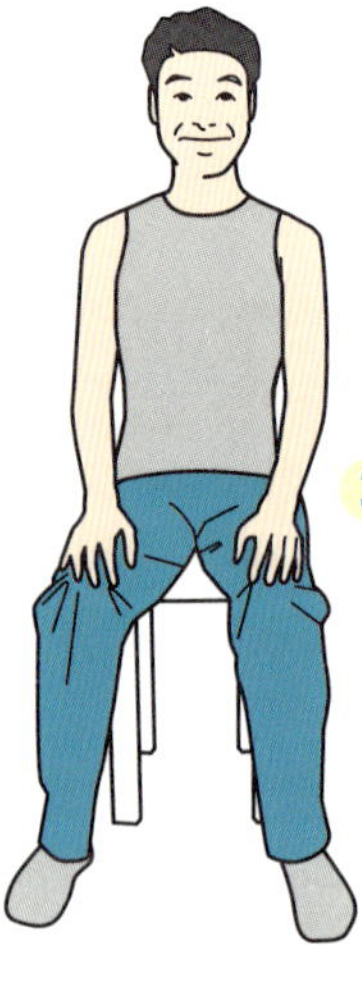

3 傾けきったら、
ゆっくりと
元へと戻す。

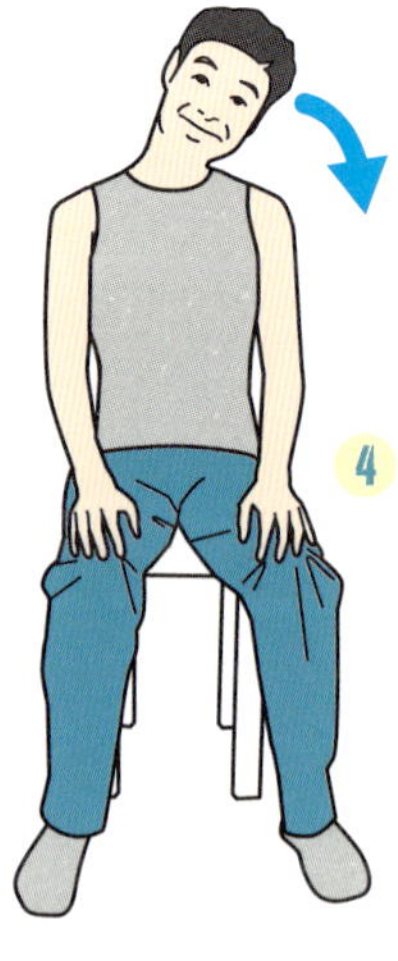

4 首をゆっくりと
左側に傾ける。

※首を横に傾ける動きの中で、左右差は
ないか、硬さや痛みがないかを確認する。

首の左右へ回す動きのチェック

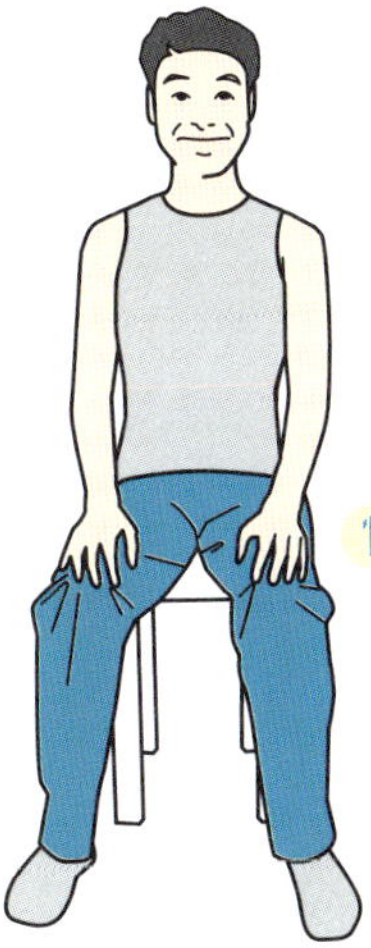

1 椅子に腰掛けて
姿勢を正す。

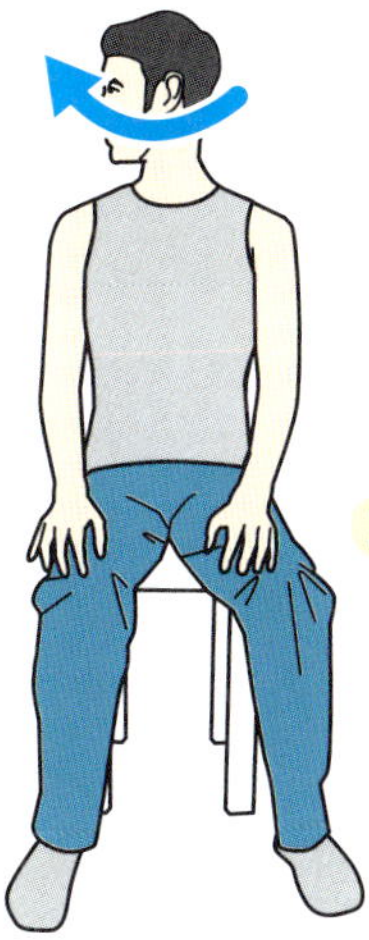

2 首をゆっくりと
右へ回していく。

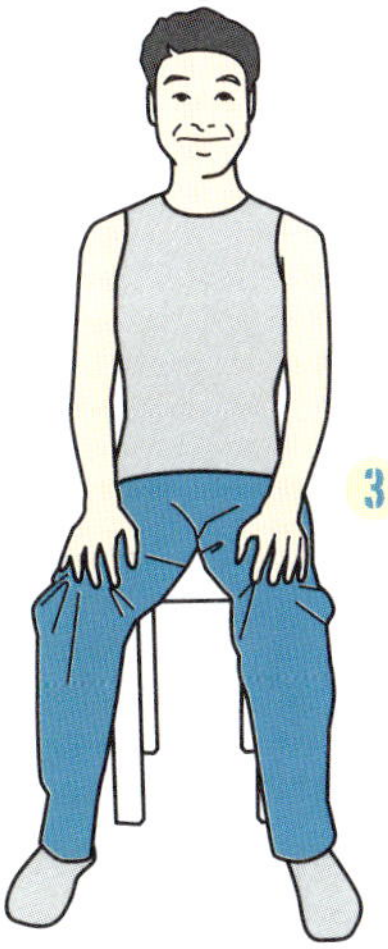

3 回しきったら、
ゆっくりと
元へと戻す。

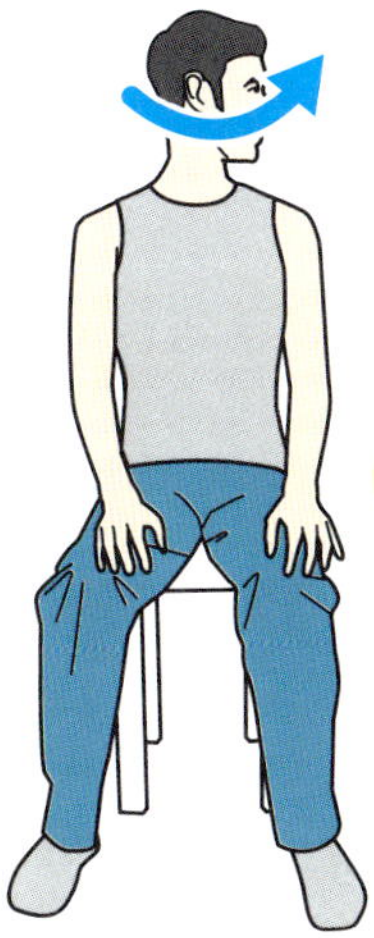

4 首をゆっくりと
左へ回していく。

※左右へ回すときに硬さや痛みがないかを確認する。

腕を前にあげる動きのチェック

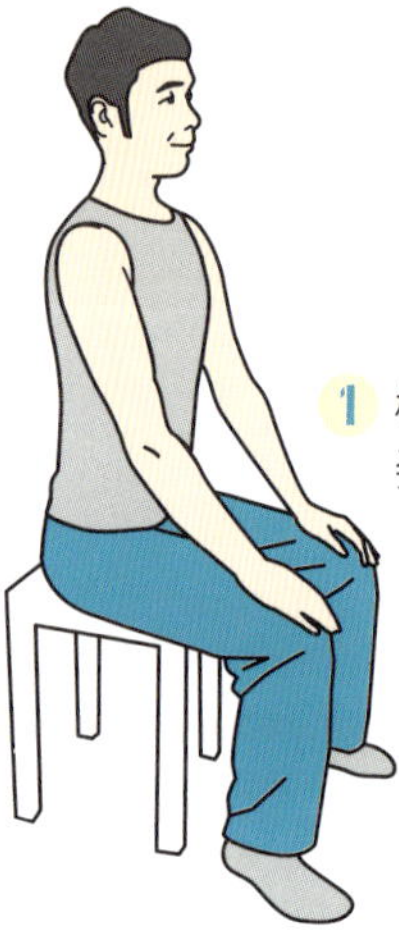

1 椅子に腰掛けて
姿勢を正す。

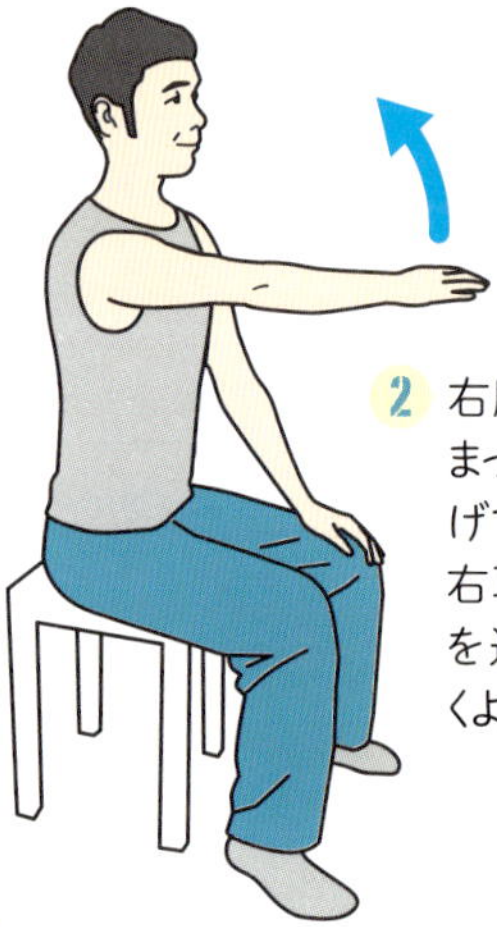

2 右腕を前方に
まっすぐ上にあ
げていき、肩が
右耳の側に腕
を近づいてい
くようにする。

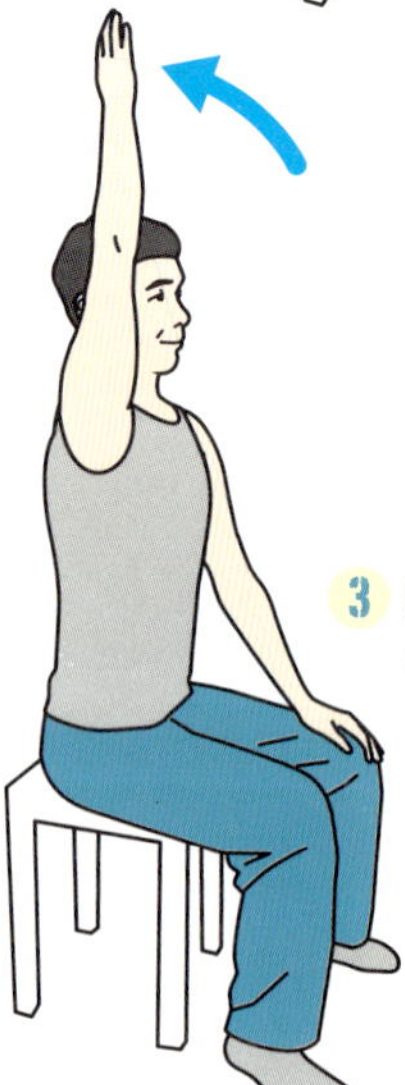

3 腕があがりきったら、
ゆっくりと下ろす。

※左腕も同じ要領であげる。腕を前にあげる
ときに、硬さや痛みがないかを確認する。

腕を横にあげる動きのチェック

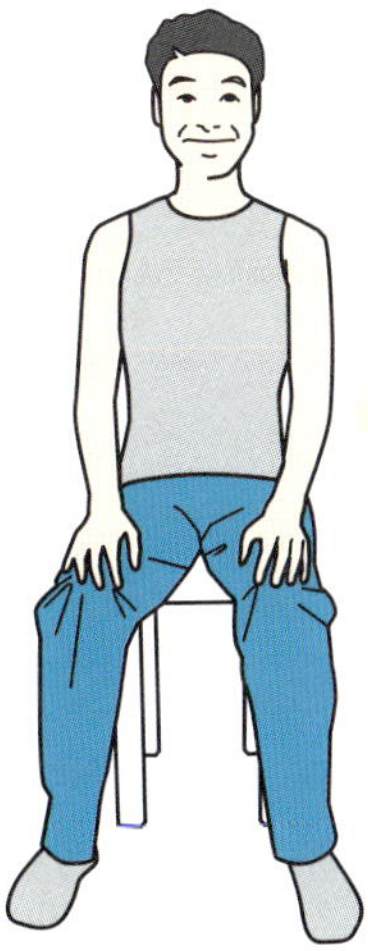

1 椅子に腰掛けて姿勢を正す。

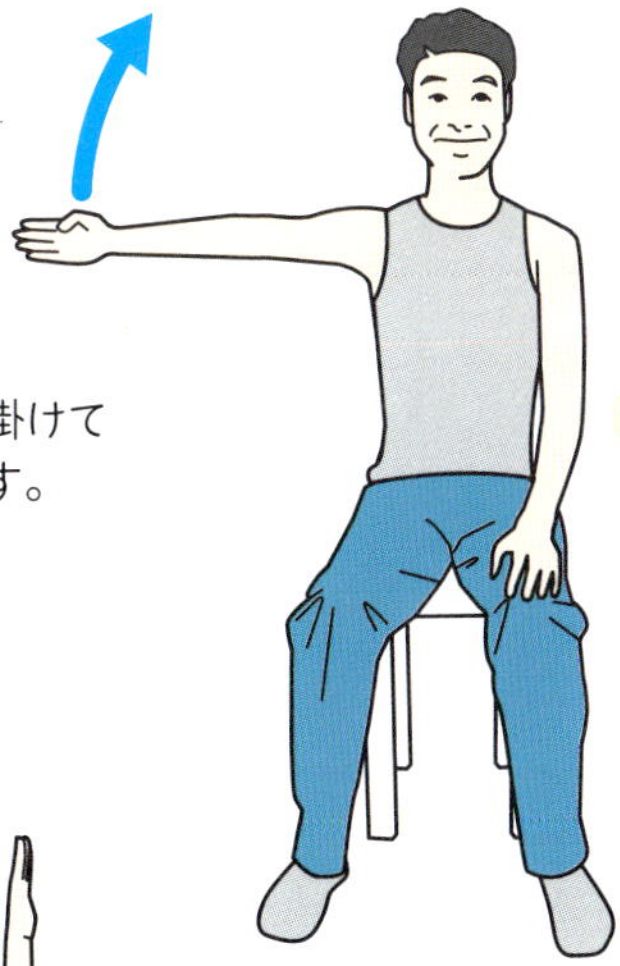

2 右腕を横からあげていき、肩が右耳の側に腕を近づいていくようにする。

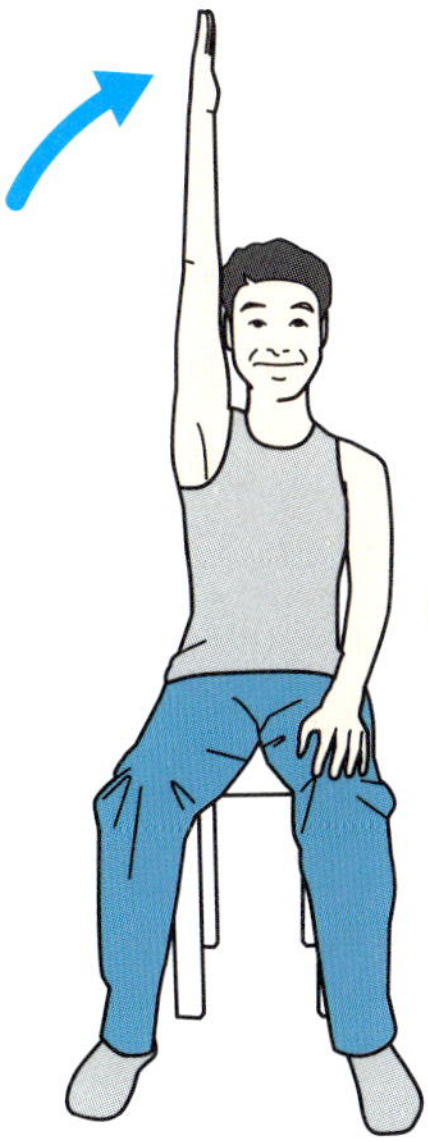

3 腕があがりきったら、ゆっくりと下ろす。

※左腕も同じ要領であげる。腕を横にあげるときに、硬さや痛みがないかを確認する。

腕をうしろにあげる動きのチェック

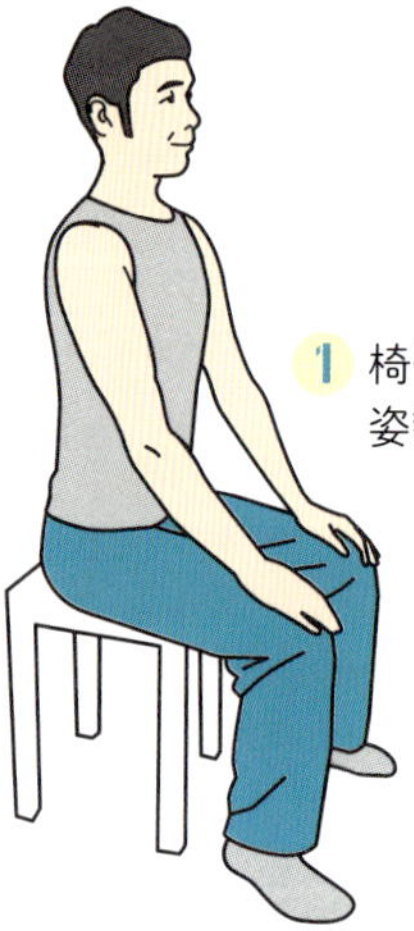

1 椅子に腰掛けて
姿勢を正す。

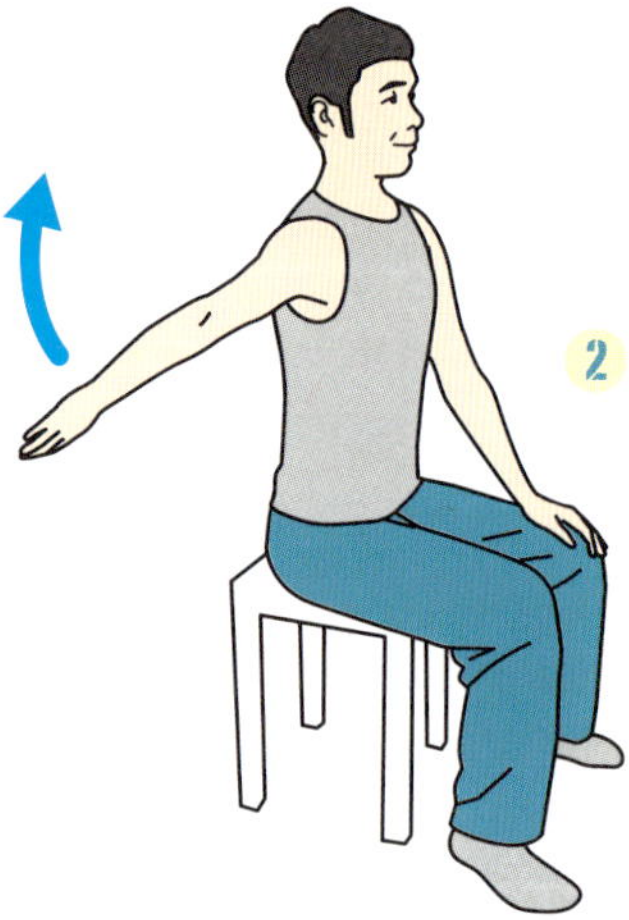

2 わきを締め
て右腕をうし
ろにまっすぐ
上にあげて
いく。

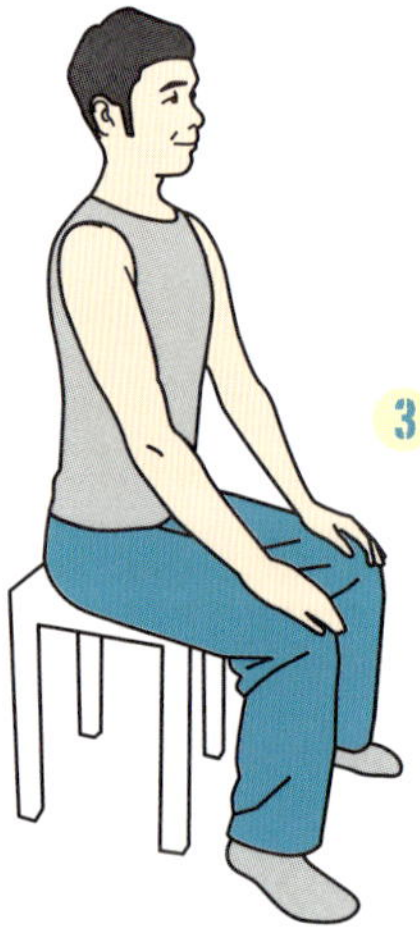

3 腕があがりきったら、
ゆっくりと下ろす。

※左腕も同じ要領であげる。腕をうしろにあげる
ときに、硬さや痛みがないかを確認する。

これからご自分で定期的に体操をしていただければ充分だと思いますよ」

「はいっ」

「それでは足の筋力のチェック法もやりましょう」

木下さんにそう言われて、僕は再び床に立った。

「両足を揃《そろ》えて軽くつま先を開いて立ち、さらにかかとをあげてつま先立ちになりましょう。この状態で、左足のつま先にも力が入っているかを意識してみてください。このときに確認したいのは、足の指に力が入るかどうかです。肥後さんの場合は右足を目安にしていただいて、右足と同じぐらいに左足の指にも力が入っていればＯＫです」

なるほど。体操の前後にこれらの動きをすることで、足の筋力を自分でチェックできることはよくわかった。では、いつもと違って何か問題があるなと思ったときにはどうしたらいいんだろう?

「もしも不具合が出るとしたら、それは体操のやり方が間違っていたり、姿勢の注意を怠っていたりしたために、関節の状態が悪くなっているというサインになります」

足の筋力のチェック

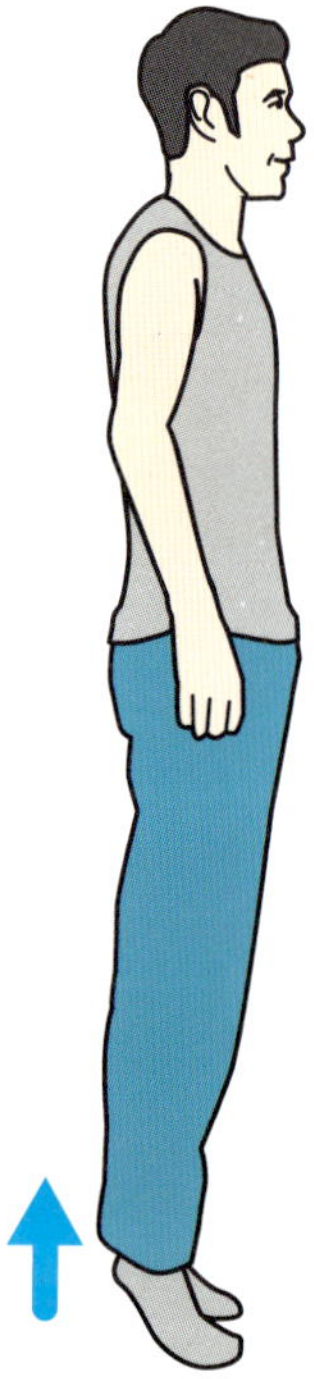

両足を揃えて軽くつま先を開いて立ち、かかとをあげてつま先立ちになる。左右の足の指に力が均等に入るかを確認する。

なるほど。

「どうしてもさぼってしまうのが人間ですからね。体操の前後にこれらの動きをしてみて不調を感じたときは、腰だったらまずは反らす体操、首・肩だったら、まずは首を引く体操をやってください。そのときも、やる前とあとの体の動きを比較してみて、体操が効いているかどうかを確認してくださいね」

「今日のこの動きのチェックですが、腰と首と肩の動きを合わせると、けっこうな数がありますよね」

ちなみに、この体のチェックと体操指導を含めた毎回のリハビリ時間は、一時間ほどだった。自分でやっても、それなりに時間はかかりそうだ。

「もちろん丁寧にやるのが理想です。けれども、もし省略したければ、肥後さんの場合は腰の前屈と後屈と、腕を横から上げ下げする、四種類の動きのチェックをやっていただければ大丈夫です」

「なるほど」

「腰を反らす体操自体は、毎日行なってくださいね。特に長時間の移動の前後や、腰に悪そうな作業の前後にも行なってください。そして体の動きのチェックは週に一度とか月に一度くらい、定期的にやるのがいいと思います。それから、反らす体操をしているときに、ご家族の方などに横から写真を撮ってもらって、腰から背中のカーブを確認するといいかもしれません」

「確かに、一人でやっていると、どうしても無理やり反らそうとしちゃいますからね。力づくにならないように気をつけます！」

「ちなみに今、腰の痛みはありますか？」

僕は、再び腰に意識を集中してみる。

「ないですね。今日反る体操をはじめた頃は、腰に一本スジがとおっているような感覚があったんですが……。その違和感が消えました。今、僕の腰の状態は、一〇〇点満点でいったら、満点に近いんじゃないでしょうか」

木下さんが笑顔になる。

「ではリハビリは、これで終わりです！」

TODAY IS

二〇一二年九月一五日

秋のはじまりというにはまだ暑いこの日。僕は久しぶりに訪れたお茶の水整形外科で、銅冶先生と向かい合って座っていた。先生のうしろにある窓からは、すぐ隣りにそびえ立つニコライ堂が見える。窓からは緑も見えて、都心のクリニックなのにとても気持ちがいい。

「肥後さん、その後腰の調子はいかがですか?」

リハビリを卒業し、自分で体操をする生活をはじめてから、早くも一ヵ月以上が経とうとしている。

「大丈夫です」。そう、力強く答える僕がいた。

「首の痛みも再発してないですか?」

「問題ないです!」

「体操は続けてますか?」

「はい、続けてます。一日に四〜五回やっていた頃に比べれば回数は落ちてますけれども、今も一日に三回は体操をやってます」

「良かった、良かった」と、笑顔にな

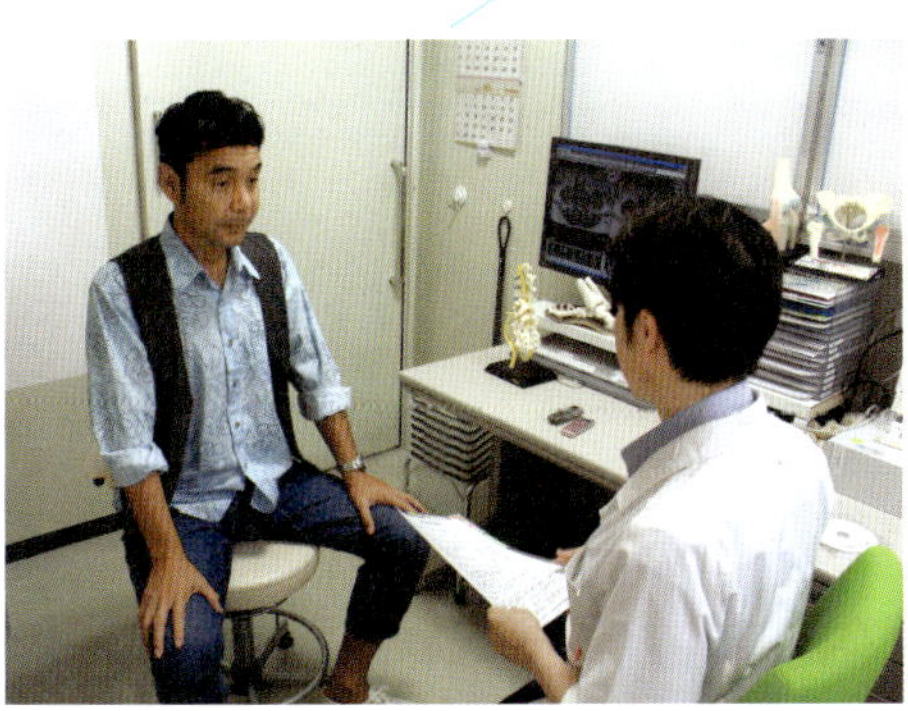

る銅冶先生。

「日常生活でも姿勢に気をつけていただいているようですね。今の調子で体操姿勢の注意を続けていれば、問題ないでしょう」

と言いながら銅冶先生は、デスクの上にあるパソコンモニターに、治療前のＭＲＩ画像を映し出した。

「肥後さんの腰椎は、第四腰椎と第五腰椎の間にある椎間板に軽度のずれが生じて神経が圧迫されていましたが、現在では症状が消失しているので、この神経の圧迫もなくなっていると思われます。約一〇ヵ月間という治療期間も、九回という来院回数も、肥後さんはごく標準的な腰痛のケースでした。二〇年という長年の腰痛でも、あきらめずに体操をやれば解消されるということがわかっていただけたかと思います」

そして銅冶先生は、少しいたずらっぽい表情になった。

「でも、ぎっくり腰のときに体操を中止しなければ、もう少し早く治っていたんじゃないでしょうか（笑）」

「先生、それ言っちゃいますか。いやあ、あれはほんとうにねぇ……（汗）。でも、次に同じ状態になったときは、あの体操をすればいいいんだってこともよくわかりました！」

「良かった。じゃあ、あとはご自身で気をつけて生活をされれば大丈夫だと思います。**今後、腰の痛みが出てきたときも、まずは体操をやって様子を見てください。ほとんどの場合、ご自分でも治療ができると思います。それでもどうにもならなければ、クリニックに電話してください。**体操はマスターしていただいているので、電話でのアドバイスだけでも、ある程度の対処はできると思います」そこまで説明をしたあと、銅治先生は一呼吸おいて、こう続けた。

「これで腰痛の治療は終了です。卒業おめでとうございます」

銅治先生が太鼓判《たいこばん》を押してくれた。そして僕は何気なく、最初にMRIを撮影した日付を見た。すると、なんとこれが二〇一一年九月一四日、そして今日は二〇一二年の九月一五日。まったく偶然だが、まるまる一年かけて、僕は二〇年来の腰痛を克服したことになるのだ！

銅治先生、リハビリ担当の木下さん、そしてお茶の水整形外科のスタッフのみなさん、一年間ありがとうございました。そして二〇年つきあい続けてきた腰痛よ、これでお前ともほんとうにオサラバだっ～！

おわりに

僕の腰痛克服記、いかがでしたでしょうか？

「腰を反らす」、このあまりにも単純すぎる体操に、挑戦した僕自身も、最初は戸惑っていました。自分の中の勝手なイメージで、治療といえばどうしても、痛いとか汗をかいてがんばるとか、そういうものが効くと思っていたんですよね。それが痛みも何もなく、ただ体操をするだけで、長年の腰痛が取れていくことには、驚くばかりの一年でした。

今回僕がやった体操は、銅冶先生の診療のもとに、僕の腰の状況に合わせて作っていただいた体操なので、ほかの人の腰痛にもそのまますべてが当てはまるとは限りません。しかし、反応を見ながら最適な体操を見つけていくという治療方針はすべての腰痛治療の基本になるそうです。この本を読んでくださったみなさん、ぜひ生活の中で取り入れて、日頃の腰痛改善に役立ててくださいね！

最後の診察の前日、僕は深夜までものまね番組の収録をしていました。僕らダチョウ倶楽部がやったのは、寺門くんがレスリングの吉田沙保里《よしださおり》選手で、僕がコーチというコント。本番中、襲い掛かってくる寺門くんに思いっきり投げ飛ばされた僕ですが、もちろん腰は大丈夫でした！　ほんとうのことをいうと、ちょっとだけ不安だったんですけどね。ド派手に投げ飛ばされているその瞬間、「ああ、僕はほんとうに腰が良くなったんだなあ～」と、しみじみと実感しました。

……と思っていたら。日に日に寒くなる季節のせいもあってのことだったのでしょうか。なんと最近、僕はまたぎっくり腰になってしまったんです（笑）！

けれども今回は焦りませんでしたよ。自己流で解決しようとはせず、すぐに銅冶先生からの指示を仰ぎました。そして反らす体操をしっかりやることで、無事にぎっくり腰を治すことができたんです。やっぱり自分のペースで、コツコツと体操を続けていくことが大切なんですね！

まだまだ働き盛りの僕です。軽くなった腰と共に、これからも思いっきり芸の道に励めそうです！

銅冶先生、木下さん、どうもありがとうございました。

二〇一二年一二月　肥後克広

監修

銅冶英雄
（どうや ひでお）

お茶の水整形外科機能リハビリテーショ ンクリニック院長。

医師、医学博士、米国公認足装具士。

日本整形外科学会専門医、日本リハビリテーション医学会専門医、日本リウマチ学会専門医。

1994年に日本医科大学を卒業後、2006年に千葉大学大学院を卒業。2007年に王立パース病院ベットブルック脊椎ユニット留学。2010年にお茶の水整形外科機能リハビリテーションクリニックを設立。訳書に『自分で治せる!腰痛改善マニュアル』『首の痛み・肩こり・頭痛改善マニュアル』『肩の痛み・四十肩改善マニュアル』がある。

著

肥後克広
（ひご かつひろ）

1963年沖縄県生まれ。1985年に上島竜兵・寺門ジモンの三人でお笑いグループ『ダチョウ倶楽部』を結成。リーダーを務める。体を張った芸風が持ち味の「リアクション芸人」として、テレビや舞台などで幅広く活躍中。

あきらめない腰痛
僕の20年来の腰痛を治した驚きの方法

2013年4月30日　第一刷発行

著者　肥後克広
監修　銅冶英雄
リハビリ担当　木下敦史（お茶の水整形外科）
編集協力　重成静香（太田プロダクション）
取材・構成　石井絵里
表紙写真　有田ハンタ
ヘアメイク　興山洋子（オフィス牧瀬）
イラスト　眞木孝輔（gaimgraphics）
装丁・本文デザイン　原田恵都子（ハラダ+ハラダ）
編集　柴山浩紀
発行者　岡 聡
発行所　株式会社 太田出版
〒160-8571
東京都新宿区荒木町二二 エプコットビル一階
TEL 03-3359-6262　FAX 03-3359-0040
ホームページ http://www.ohtabooks.com
印刷・製本　株式会社 シナノ

ISBN 978-4-7783-1344-9 C0095

太田出版の本

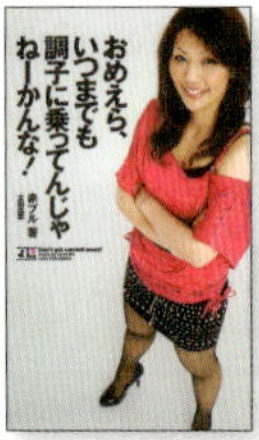

おめえら、いつまでも調子に乗ってんじゃねーかんな！
赤プル 著

"茨城芸人" 赤プルが茨城と
残念な旦那への愛を綴った初のネタ本！

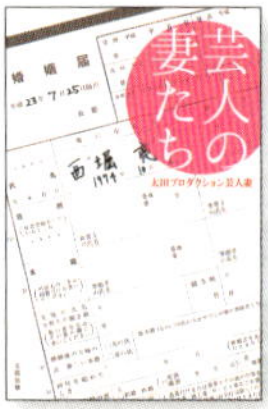

芸人の妻たち
太田プロダクション芸人妻 著

「理想の結婚」のかたちが変わる、
芸人妻の赤裸々インタビュー集！

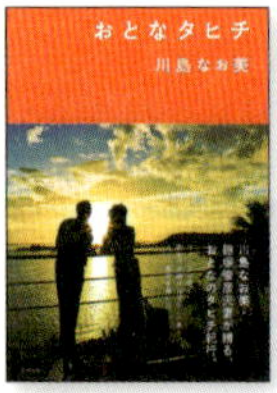

おとなタヒチ
川島なお美 著

川島なお美・鎧塚俊彦夫妻が贈る、
愛と笑いのタヒチ紀行。

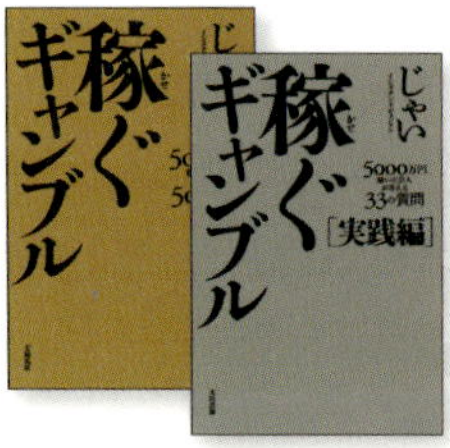

稼ぐギャンブル・稼ぐギャンブル実践編
じゃい（インスタントジョンソン） 著

ベストセラーになった不朽の
「ギャンブルの教科書」！

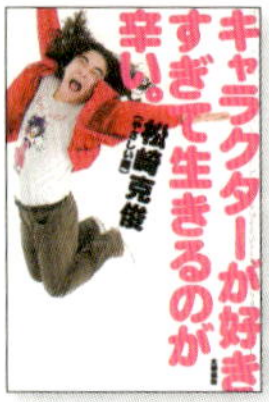

キャラクターが好きすぎて生きるのが辛い。
松崎克俊（やさしい雨） 著

史上最強のオタク芸人が、
二次元でキャラへの愛を叫ぶ！